ENFERMEDAD DE PARKINSON

Nuevas posibilidades con lisurida

P.A. Fischer y B. Frieling

Título original: Morbus Parkinson - Neue Möglichkeiten mit Lisurid
P.A. Fischer y B. Frieling

SV 91015 P
ISBN 84-7877-018-6
Impreso por POLICROM, S.A. Barcelona
Depósito legal n.º B-18.074-91

Nota importante

La medicina como ciencia está en evolución constante. La investigación y la experiencia clínica amplían nuestro conocimiento, especialmente en lo que se refiere al tratamiento y a la terapia farmacológica. Cuando en este trabajo se mencione una dosificación o una indicación, el lector puede tener la seguridad de que los autores y editores han hecho el máximo esfuerzo para que estos datos se correspondan con toda exactitud con el estado actual de la ciencia en el momento de la elaboración de este trabajo. No obstante, al usuario se le exige leer el prospecto del preparado recomendado, para comprobar, bajo su propia responsabilidad, si las recomendaciones allí señaladas, en cuanto a dosificación y observación de contraindicaciones, contradicen los datos contenidos en este libro. Tal comprobación es particularmente importante en las preparaciones poco frecuentes, o en las de nueva aparición en el mercado.

Relación de autores que se mencionan

Dr. H. Baas
Klinikum d. Univ. Frankfurt/M.
Abt. f. Neurologie
Zentrum d. Neurologie
u. Neurochirurgie
Schleusenweg 2–16
D-6000 Frankfurt/Main 71

Prof. Dr. P.-A. Fischer
Klinikum d. Univ. Frankfurt/M.
Abt. f. Neurologie
Zentrum d. Neurologie
u. Neurochirurgie
Schleusenweg 2–16
D-6000 Frankfurt/Main 71

Dr. B. Frieling
Schering Aktiengesellschaft
Postfach 65 03 11
D-1000 Berlin 65

Dr. R. Horowski
Schering Aktiengesellschaft
Postfach 65 03 11
D-1000 Berlin 65

Prof. Dr. H. Przuntek
Neurolog. Univ.-Klinik
im St. Josef-Hospital
Gudrunstraße 56
D-4630 Bochum

Prof. Dr. P. Riederer
Psychiatr. Univ.- und Poliklinik
Füchsleinstraße 15
D-8700 Würzburg

Prof. Dr. U. K. Rinne
University of Turku
Dept. of Neurology
SF-20 520 Turku 52

Dr. I. Suchy
Schering Aktiengesellschaft
Postfach 65 03 11
D-1000 Berlin 65

Dr. G. Ulm
Paracelsus Elena-Klinik
Klinikstraße 16
D-3500 Kassel

Dr. H. Wachtel
Schering Aktiengesellschaft
Postfach 65 03 11
D-1000 Berlin 65

Prólogo

En las enfermedades caracterizadas por un déficit de la transmisión neuronal, se pretende, en primer lugar, un tratamiento substitutivo. En la enfermedad de Parkinson, mediante la indicación de L-Dopa, precursor del neurotransmisor dopamina, esto se constituye en ejemplo característico. Con L-Dopa se consigue mejorar la motilidad y la expectativa de vida de forma decisiva en los pacientes parkinsonianos, y de ahí parte hoy día la base de la terapia de la enfermedad de Parkinson.

Desgraciadamente, en el tratamiento prolongado con L-Dopa, se llega con mucha frecuencia a una hipersensibilidad, con los consiguientes y diversos efectos secundarios. Se desarrollan fluctuaciones de la motilidad e hipercinesias, que resultan muy invalidantes para el paciente. Estas complicaciones, derivadas de la administración prolongada de L-Dopa, constituyen actualmente el principal problema de la terapia de la enfermedad de Parkinson. Ciertamente, la L-Dopa substituye al factor fisiológico del movimiento; pero el problema está en la dosificación de su administración. Una dosificación demasiado alta inhibe el mecanismo de retrocontrol de la propia síntesis corporal de dopamina. Tales trastornos de retrocontrol de la sinapsis dopaminérgica parecen ser causa importante de la aparición de fluctuaciones y discinesias.

Para obviar estos problemas, en los últimos años se han desarrollado diversos procedimientos. Mediante los agonistas de la L-Dopa fue posible, por primera vez, la estimulación directa de los receptores y, con ello, substituir, al menos parcialmente, la acción de la L-Dopa. Por la inhibición de la monoaminooxidasa B puede quedar disminuida la destrucción intraneuronal de dopamina, y con ello un mayor aprovechamiento de la L-Dopa. Con lisurida se introduce ahora un nuevo agonista de la dopamina en el tratamiento, que, como se señala en este Simposio, abre nuevas e interesantes posibilidades en la terapia del Parkinson, de las que se derivan importantes alternativas terapéuticas en las fases avanzadas de la enfermedad gracias, según nuestras propias experiencias, a una mejor tolerancia, referente sobre todo a la hipotensión ortostática. Naturalmente, también las diversas posibilidades de administración parenteral adquieren especial interés en los casos graves.

La estrategia fundamental de la terapia de Parkinson debe tener, como primer objetivo, asegurar una substitución suficiente de L-Dopa y, en segundo lugar, mejorar el aprovechamiento intraneuronal de los precursores ofrecidos con ayuda de agonistas de la dopamina.

Por este motivo el conocimiento de este Simposio adquiere especial relevancia. Lisurida es el primer agonista de la dopamina, del que, en un amplio estudio randomizado, se señaló que mediante su combinación precoz con L-Dopa disminuye clara y significativamente la aparición de complicaciones (fluctuaciones, fases off, discinesias), en comparación con la monoterapia con L-Dopa. Lisurida estabiliza los mecanismos «feed-back» de la sinapsis dopaminérgica y permite una mejoría terapéutica adecuada, con dosis menores de L-Dopa.

Este volumen resume las intervenciones del Simposio celebrado en Berlín el 9 de abril de 1988, y facilita al lector una buena visión sobre los problemas actuales de la investigación del Parkinson en general, y las características y posibilidades de lisurida en particular.

Viena, julio de 1988 *W. Birkmayer*

Índice

La enfermedad de Parkinson, hoy. Diagnóstico y tratamiento

P.-A. Fischer

Una revisión del estado actual de la problemática del diagnóstico y tratamiento de la enfermedad de Parkinson debe preceder a la evolución de la experiencia sobre las posibilidades terapéuticas del nuevo dopaminérgico lisurida. Sólo con este fundamento puede precisarse si es correcta la administración de un nuevo medicamento y su campo de indicación.

La enfermedad de Parkinson es uno de los síndromes actualmente investigados con más intensidad, pues en él inciden multitud de factores. La enfermedad de Parkinson es una enfermedad de la senectud, crónica, de evolución progresiva, con todos los problemas que conllevan las características «crónica y progresiva» y «enfermedad de la vejez». La frecuencia de la enfermedad aumenta notablemente en los grupos de población de más edad, por lo que, dado el creciente aumento de este núcleo de población, en el futuro hay que contar con un aumento de casos de esta enfermedad.

La enfermedad de Parkinson se encuadra en el grupo de las enfermedades degenerativas. Los síntomas clínicos de estas enfermedades se deben a cambios morfológicos lentamente progresivos del sistema nervioso, cuyas estructuras afectadas degeneran por causas hoy desconocidas, tras un largo período de normal funcionamiento. Es de gran interés científico contraponer estos síndromes parkinsonianos idiopáticos a una serie de síndromes parkinsonianos sintomáticos y secundarios, en los que conocidas noxas remedan clínicamente complejos sintomáticos semejantes. Requieren especial atención los casos de intoxicación por MPTP (1-metil-4-fenil-1,2,3,6-tetrahidropiridina). Esta substancia produce en el hombre y en los primates una degeneración celular selectiva, cuya consecuencia es un síndrome de Parkinson con todos sus síntomas fundamentales. Actualmente se investiga si otras substancias neurotóxicas pueden producir un síndrome de Parkinson por mecanismos semejantes, y si muestran un patrón de enfermedad degenerativa[8,11].

En el síndrome de Parkinson se sucedieron, a modo de mosaico, diversos resultados de la investigación médica y perduraron importantes experiencias en los mecanismos patológicos de la enfermedad. De estos conocimientos, entre los que cabe destacar principalmente la disminución de dopamina en el cuerpo estriado y los trastornos del balance entre los diversos neurotransmisores, se han originado los modernos procedimientos terapéuticos médicos. Hasta ahora no existe ninguna terapia que detenga la progresión de la enfermedad, ni que la estabilice. Por eso, la enfermedad de Parkinson es un modelo de enfermedad cerebral tratable pero no curable, con problemas específicos durante la duración del tratamiento.

En el aspecto psicosocial, la enfermedad de Parkinson se muestra como modelo de destrucción patológica de la comunicación, que produce o favorece el enlentecimiento y pérdida de la actividad, cambios regresivos de la expresión y de la actividad motora voluntaria y el aislamiento progresivo del paciente. En el síndrome de Parkinson se asocian una serie de características de la enfermedad, cuya identificación no comporta, por lo general, ninguna dificultad. Frecuentemente, desde pequeños y poco específicos síntomas iniciales de la enfermedad, ésta se desarrolla crónica y progresivamente hacia la acinesia, rigidez, temblor y bradifrenia. Existe una clara correlación entre la degeneración de más del 50 % de las células de la substancia negra y el posterior desarrollo de los síntomas clínicos. Todavía no está aclarado si en la mencionada fase precoz del síndrome de Parkinson, en la que ya se desarrolla el proceso degenerativo de la substancia negra sin producir todavía trastornos motores, hay verdadera ausencia de sintomatología, o si por el contrario aparecen ya otros trastornos no motores.

Una manifestación parcial de la sintomatología de la enfermedad de Parkinson, observable entre un 66 % y un 75 % de los casos, consiste en síntomas precoces de rigidez e hipocinesia, o el temblor como síntoma fundamental. En la mitad de los casos el síntoma inicial es una hipertonía unilateral de larga duración, que permanece, incluso acentuada, al manifestarse un auténtico estado de enfermedad. Mediante diversos estudios se ha podido señalar que, en los casos de sintomatología unilateral de la enfermedad de Parkinson, existe diferente correlación con trastornos neuropsicológicos, según se encuentre afectado el lado derecho o el izquierdo. En el grupo de referencia, los hemiparkinsonianos de predominio derecho se mostraron más depresivos que el resto del colectivo, mientras que los pacientes con síndrome de Parkinson de predominio izquierdo mostraron trastornos evidentes en la esfera visual. La causa de estos hechos permanece todavía inexplicada, si bien se cree que las diferencias topográficas en la afectación de la substancia negra pueden condicionar diversos síntomas neuropsicológicos acompañantes[7].

Según el predominio de los síntomas motores, se ha establecido una clasificación del síndrome de Parkinson en varios tipos evolutivos: predominio del temblor, rigidez-hipocinesia y tipo equivalente. Tras largas investigaciones, los casos de predominio de temblor se han mostrado de mejor pronóstico que las formas evolutivas de rigidez-acinesia. Hay que tener en cuenta estas diferencias al valorar y evaluar los procedimientos terapéuticos, ya que la forma evolutiva más favorable, la de predominio del temblor, constituye el grupo más idóneo para la cirugía estereotáxica[13].

El seguimiento de la progresión del proceso de base de la substancia negra en el síndrome de Parkinson se basa exclusivamente en la progresión de los síntomas clínicos. No hay indicadores clínico-químicos conocidos de degeneración de la substancia negra. Mediante las exploraciones por imagen, tomografía computadorizada y resonancia magnética, en la actualidad no son directamente detectables la magnitud y la progresión de los cambios degenerativos de la substancia negra.

Exploraciones realizadas gracias a la tomografía por emisión de positrones (PET) han puesto de manifiesto niveles reducidos de 18F-fluorodopa en el cuerpo estriado de los pacientes de Parkinson, sin que pudiera diferenciarse con seguridad entre pérdida de neuronas dopaminérgicas y desórdenes funcionales. Los receptores dopaminérgicos marcados con 11C-nomifensina estaban significativamente disminuidos en el putamen y también, aunque menos, en el núcleo caudado[9]. Mediante el PET puede ponerse de manifiesto una disminución de dopamina en el cuerpo estriado antes de la aparición de los síntomas clínicos. En la observación clínica, se encuentran casos aislados de disminución de dopamina en el estriado tras intoxicaciones leves con MPTP, sin síntomas clínicos de Parkinson. Posiblemente, estos casos puedan aportar nuevos conocimientos en cuanto al período entre la mencionada fase de latencia de la enfermedad de Parkinson y un trastorno diagnosticable clínicamente.

Los mecanismos de compensación juegan un importante papel en el síndrome de Parkinson. Probablemente sea necesaria la destrucción del 70 al 80 % de las células de la substancia negra para el desarrollo de los síntomas clínicos. En cuanto a la duración del proceso histológico preclínico, todavía no está aclarado si la aparición de los síntomas clínicos depende únicamente de que la degeneración histológica sobrepase un dintel crítico, o también del fracaso de los mecanismos compensadores, que son todavía poco conocidos. Junto a procesos de resincronización intraneuronal de las neuronas dopaminérgicas, juegan su papel múltiples cambios de acción entre los diversos neurotransmisores cerebrales en la remisión o exacerbación de los síntomas de la enfermedad. Empeoramientos agudos de la sintomatología de Parkinson, en relación con situaciones de estrés corporal o psíquico, como operaciones quirúrgicas o pérdida de personas muy allegadas, pueden explicarse, la mayoría de las veces, por una insuficiencia de los mecanismos compensatorios.

A raíz de algunas observaciones realizadas durante la terapia, habitualmente de larga duración, de los enfermos de Parkinson, se han planteado nuevas incógnitas diagnósticas. Varios años de observaciones de la evolución han demostrado que en todos los procedimientos terapéuticos va disminuyendo la efectividad y van progresando los síntomas de la enfermedad. Esta correlación ha sido especialmente investigada durante el tratamiento prolongado con L-Dopa. Se demostró que los casos graves de Parkinson, previos al inicio del tratamiento, no permiten establecer un pronóstico en cuanto al probable resultado del tratamiento. Por el contrario, la velocidad del desarrollo de la sintomatología y la reacción durante la fase de instauración del tratamiento son un buen indicador del resultado de la terapia a largo plazo. Junto a estos datos orientativos de la actividad del proceso de base en la substancia negra, los síntomas adicionales de enfermedades cerebrales o de alguna enfermedad multisistémica son signos de pronóstico desfavorable. En pacientes de Parkinson la constatación de síntomas ajenos al síndrome parkinsoniano, como signos piramidales, paresias oculares y demencias, son de significación pronóstica desfavorable. La constatación de enlentecimientos de la frecuencia en el EEG o aparición de focos patológicos y la atrofia cerebral severa o encefalopatías vasculares, diagnosticadas por tomografía computadorizada, se asocian a evoluciones desfavorables. En la figura 1 se señalan comparativamente los síntomas de Parkinson y los síntomas de una segunda enfermedad cerebral como Parkinson plus, y con esto la diferente situación pronóstica[4]. La enfermedad de Parkinson plus consiste en una sintomatología inicial de Parkinson, teniendo en cuenta, ante todo, las siempre importantes combinaciones añadidas con encefalopatías vasculares o procesos degenerativos neuronales. No obstante, la definición incluye también casos de degeneraciones multisistémicas con desarrollo inicial de sintomatología parkinsoniana. Por el contrario, en el síndrome de Parkinson no se encuadran enfermedades sistémicas heterogéneas, en las que a lo largo de su evolución aparece sintomatología de Parkinson añadida[7]. Cada vez se considera más importante la diferenciación entre los síntomas extrapiramidales acompañantes de encefalopatías vasculares crónicas y la enfermedad de Parkinson. De cara al tratamiento es importante distinguir los síndromes de Parkinson de las enfermedades cerebrales degenerativas neuronales o vasculares con sintomatología parcial extrapiramidal. El incorrecto diagnóstico diferencial de este conjunto de enfermedades explicaría una serie de fracasos del tratamiento inicial de la enfermedad de Parkinson.

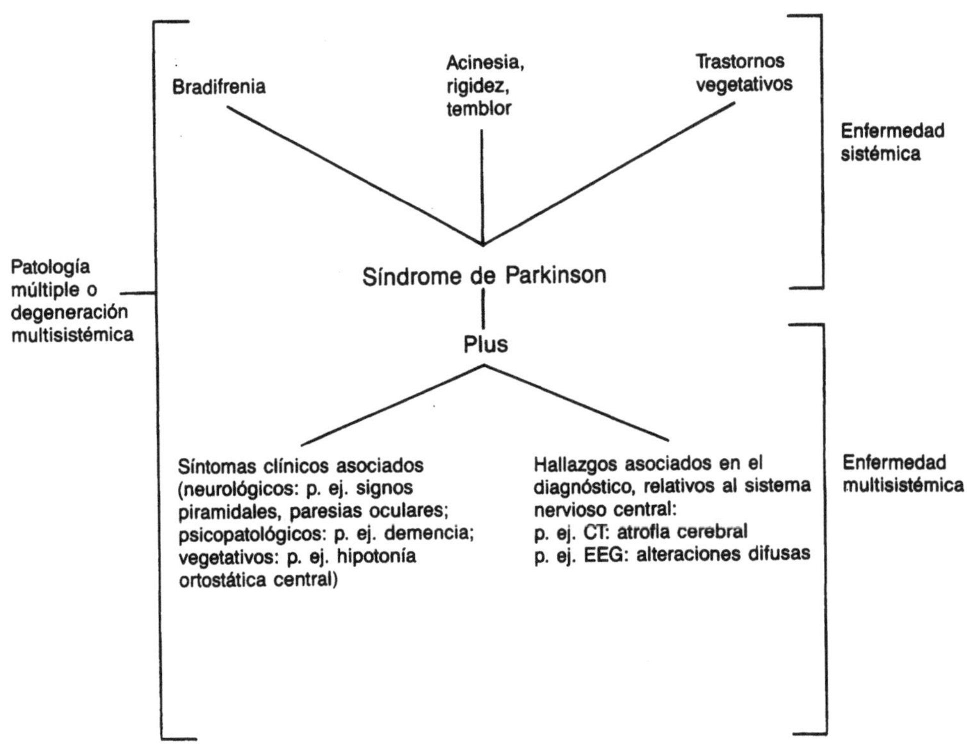

Fig. 1. Combinaciones sintomáticas en el síndrome de Parkinson y Parkinson plus.

En el tratamiento del Parkinson hay que distinguir entre procedimientos terapéuticos medicamentosos, tratamiento quirúrgico y medidas protectoras como fisioterapia, logoterapia y terapia de grupo. Durante años, los procedimientos estereotáxicos fueron los de elección en el tratamiento de Parkinson. Estos procedimientos terapéuticos están en constante desuso tras la aparición del tratamiento con L-Dopa, y actualmente se limitan a los casos con temblor como componente dominante, que no responden a la terapia medicamentosa. En los últimos años se discute de nuevo el tratamiento quirúrgico de los pacientes de Parkinson, en relación a trasplante de tejidos. El punto de partida de estas operaciones fueron las investigaciones de grupos de trabajo escandinavos, que realizaron el trasplante de tejido cerebral embrionario de ratas en el cerebro de receptores adultos y determinaron el crecimiento del tejido trasplantado y el tejido receptor. A este respecto, también fueron realizadas investigaciones en el sistema nigrostriado y con resultados preclínicos que contrarrestaron los síntomas de Parkinson experimentalmente producidos. En base a los resultados positivos de estos experimentos en animales, en 1985 se procedió por primera vez al trasplante de células de la médula suprarrenal, productoras de dopamina, en el cerebro de enfermos de Parkinson[2]. El trasplante de células de médula suprarrenal tiene un alto índice de complicaciones y con frecuencia su efecto de acción es pasajero[10], por lo cual se ha abandonado la idea de trasplantar células ventrales del cerebro medio embrionario. En la experimentación animal del trasplante de médula suprarrenal, se trabaja sobre todo con el tejido fetal, pero la aplicación de tejido de cerebro medio embrionario (embrión de 9 semanas) tropieza con múltiples cuestiones médicas, así como con problemas éticos. Los trasplantes realizados hasta ahora no permiten elaborar un juicio suficientemente fundamentado sobre este procedimiento terapéutico, ya que se trata todavía de una terapia experimental. Por eso, la terapia de la enfermedad de Parkinson se basa actualmente en el tratamiento farmacológico, que en los últimos decenios ha experimentado una notable especificidad (fig. 2). Una mirada a la historia del tratamiento de la enfermedad de Parkinson pone claramente de manifiesto el progreso de la terapia farmacológica. La carencia de dopamina en el cuerpo estriado es, en el síndrome de Parkinson y según los conocimientos actuales, el déficit fisiopatológico más importante y, por ello, el punto de partida de las medidas terapéuticas. Éstas consisten en: 1) la substitución de la dopamina con L-Dopa, que tras superar la limitada circulación cerebral, es decarboxilada intracerebralmente en dopamina; 2) en la estimulación de los receptores dopaminérgicos mediante agonistas de la dopamina; 3) en un aumento de la liberación de dopamina por cambios de la permeabilidad de las membranas mediante la amantadina; 4) en la reducción de la destrucción intracerebral de dopamina mediante inhibidores de la monoaminooxidasa del tipo B, y 5) en cambios de acción de los neurotransmisores con reducción de la relativa hiperactividad colinérgica mediante anticolinérgicos. Mediante la monoterapia puede alcanzarse el éxito en mayor o menor medida en todos los mecanismos mencionados. Así, la terapia con L-Dopa se ha mostrado como el procedimiento terapéutico más efectivo. Si a pesar de esto se han introducido otros procedimientos terapéuticos, se trabaja en el desarrollo de nuevos medicamentos y existe controversia sobre el momento opor-

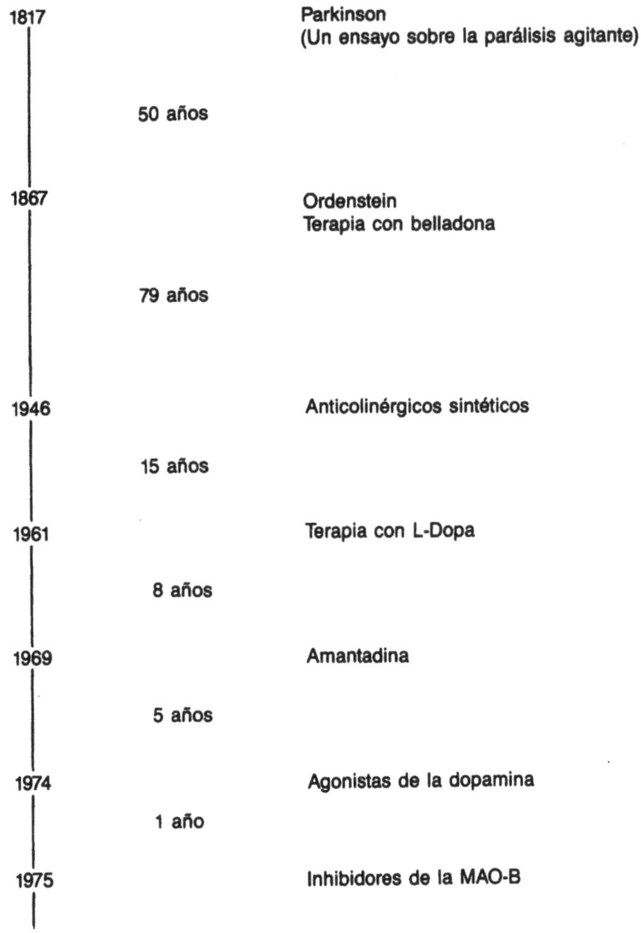

Fig. 2 Cronología de la introducción de sucesivos procedimientos terapéuticos medicamentosos en el tratamiento del Parkinson.

tuno del inicio del tratamiento con L-Dopa, se debe a los problemas que aparecen durante el tratamiento prolongado con L-Dopa. La disminución de la efectividad del tratamiento con este fármaco, el aumento de los efectos secundarios durante el tratamiento y una respuesta anómala al mismo, con fluctuaciones de la motilidad, son los problemas principales durante el tratamiento prolongado con L-Dopa[12].

Tras observaciones concordantes de numerosos investigadores puede concluirse que la monoterapia con L-Dopa conduce a una mejoría de la sintomatología de Parkinson en el 60-80 % de los casos en la fase inicial del tratamiento, en comparación a la situación inicial. Después de 3-4 años de tratamiento comienza un empeoramiento, consistente en una fluctuación de la sintomatología, acompañada de aparición progresiva de efectos secundarios. Mediante una observación escrupulosa, se ha podido concluir que estas fluctuaciones de la sintomatología, así como la aparición de discinesias, no se reflejan con profusión de signos clínicos (Tabla 1). La descripción de los cambios patológicos de la motilidad mediante diversas definiciones ha provocado la dificultad de una nomenclatura clara y numerosos errores conceptuales. A efectos prácticos debe diferenciarse entre cambios patológicos de la motilidad, que muestran una clara relación con una dosis única, y fluctuaciones que aparecen imprevisible e independientemente de la fecha de instauración de la L-Dopa. Un ejemplo característico de trastornos motores relacionados con la disminución de acción de una dosis es la aparición de acinesia «fin de dosis». Los fenómenos «on-off» paroxísticos son el prototipo de bloqueos motores agudos, independientemente de la administración del medicamento. En la literatura, se aplica el fenómeno «on-off», tanto en el sentido de trastornos agudos e imprevisibles de la motilidad como en el concepto general de casi todas las clases de fluctuación. Por lo tanto, en la valoración de los resultados terapéuticos debe aclararse qué concepto se aplica[1].

A efectos prácticos, en las discinesias hay que distinguir, ante todo, entre las hipercinesias coreiformes correlativas a altos niveles séricos de L-Dopa y las distonías secundarias a bajos niveles séricos de L-Dopa. Estas últimas se manifiestan mayormente como distonías vespertinas o matutinas (Tabla 2).

Los problemas derivados del tratamiento prolongado con L-Dopa siguen siendo motivo de controversia, y se discute si mediante una combinación terapéutica inicial se pueden evitar estos problemas, o retrasar su aparición. De ahí se plantea la pregunta, contestada de muy diversas formas, de cuál es el momento opor-

Tabla 1. Relación de los conceptos aplicados en la nomenclatura de las fluctuaciones[1]

Acinesia paradistónica	Acinesia fin de dosis
Acinesia paradójica	Fluctuaciones clínicas a largo plazo
Acinesia paraespástica	Mioclonus nocturno
Acinesia fija	Fenómenos «on-off»
Acinesia circadiana	Oscilaciones «in Performance»
Espasmos	Paroxismos «on-off»
Discinesia disfásica	Acinesia pico de dosis
Fluctuaciones diurnas	Corea
Acinesia matutina	Discinesia
Distonía matutina	Distonía
Acinesia fin de dosis	Oscilaciones rápidas
Distonía fin de dosis	Fluctuaciones rápidas
Fluctuaciones fin-inicio de dosis	«Improvement» de corta duración
Fluctuaciones «in Performance»	Corta duración de cada dosis de levodopa
Fluctuaciones «in Motor Behaviour»	Inicio de «hesitation»
Congelado	Desconexión brusca
Hipotonía fija	«Swings»
Estado cataléptico	«Yo-Yo-ing»
	Desaparecido

tuno para el inicio del tratamiento con L-Dopa. La discusión se reduce frecuentemente a si el tratamiento con L-Dopa debe ser instaurado precoz o tardíamente. No hay, y no puede haber, una definición satisfactoria sobre el tratamiento precoz o tardío.

Una vez diagnosticado el síndrome de Parkinson, se plantea generalmente una situación compleja, en la que, junto a los parámetros propios de la enfermedad, hay que tener en cuenta diversos factores a lo largo de la previsible evolución, como actividad profesional, situación ambiental, reacciones del paciente ante la limitación que le ocasiona, etcétera.

Por ello, la terapia del Parkinson no puede esquematizarse y debe adaptarse a cada caso particular, debiendo tenerse en cuenta, junto a los síntomas de la enfermedad, los múltiples factores inherentes a la situación psicosocial del paciente. En la terapia medicamentosa del Parkinson juegan un papel importante los tratamientos combinados. Mediante la combinación de diversas substancias, se pretende que la dosis de cada una de ellas sea lo más pequeña posible, y mantener, de este modo, al más bajo nivel sus efectos secundarios. Por otro lado, el carácter evolutivo de la enfermedad y la disminución de la acción terapéutica de cada una de las substancias administradas como monoterapia exigen intentar una mejoría añadida mediante la combinación con otros medicamentos antiparkinsonianos.

Los agonistas de la dopamina pueden influir beneficiosamente en todos los síntomas de Parkinson, como se ha demostrado mediante numerosas investigaciones. Ya en 1951 se describió la mejoría de los síntomas de Parkinson mediante la apomorfina, que actúa como agonista dopaminérgico en la postsinapsis[14]. Esta terapia fue de nuevo abandonada a causa de una elevada tasa de efectos colaterales, aunque

Tabla 2. Clasificación según la escuela de Frankfurt de las fluctuaciones y de los movimientos involuntarios[1]

Fenómenos hipocinéticos	
A. En relación con la dosis (previsible)	a) Acinesia fin de dosis acinesia matutina acinesia última dosis
B. Sin relación con la dosis (imprevisible)	a) Congelación Acinesia paradójica b) «On-off» paroxístico Oscilaciones rápidas Bloqueos repentinos «Yo-Yo-ing»
Fenómenos hipercinéticos	a) Hipercinesia coreiforme Discinesia pico de dosis Discinesia bifásica b) Distonías Distonía fin de dosis Distonía matutina

también desempeñó un papel fundamental, pues en esa época todavía no era suficientemente conocido el significado dominante de la carencia de dopamina en el cuerpo estriado en la patogenia del síndrome de Parkinson. Desde 1974 se administraron con éxito en el síndrome de Parkinson varias substancias dopaminérgicas derivadas del grupo de la ergotamina[3]. Los diversos agonistas de la dopamina se diferencian entre sí, más que por su manera de actuar sobre los síntomas de Parkinson, por las dosis terapéuticas adecuadas y por sus efectos colaterales. De la bromocriptina se señaló que los pacientes de Parkinson pueden ser tratados suficientemente y con éxito mediante monoterapia. No obstante, son necesarias dosis relativamente altas, que producen numerosos efectos secundarios lo que hace que esta terapia sea notablemente costosa. La significación de los agonistas de la dopamina consiste principalmente en formar parte de tratamientos combinados y, casi exclusivamente, en su combinación con L-Dopa. Así, la discusión sobre la valoración de los agonistas de la dopamina en la terapia del Parkinson está estrechamente relacionada con los problemas descritos durante el tratamiento prolongado con L-Dopa. Los agonistas de la dopamina pueden compensar, al menos temporalmente, la disminución del efecto de la L-Dopa en casos avanzados de la enfermedad, ya que actúan directamente a nivel postsináptico y todavía son activos en casos de degeneración tardía. En casos avanzados y empeoramientos agudos es especialmente interesante contar con la disponibilidad de los agonistas de la dopamina, apomorfina y lisurida, en administración parenteral. Las mayores experiencias sobre la aplicación parenteral de lisurida se tienen en su administración subcutánea e intravenosa.

La pregunta, realmente importante, de si mediante un tratamiento combinado precoz con L-Dopa y un agonista de la dopamina se pueden evitar, disminuir y posponer los problemas inherentes al tratamiento prolongado con L-Dopa, es objeto de diversas y largas investigaciones. En un estudio multicéntrico alemán de 1984 se pudo señalar que, mediante la combinación de bromocriptina con L-Dopa/benserazida, es posible una reducción de la dosis adecuada de L-Dopa del 40 %, con los mismos resultados terapéuticos, si al mismo tiempo se añade bromocriptina. Además, la combinación de L-Dopa con un agonista de la dopamina comporta una reducción de las discinesias extrapiramidales[5]. Por el contrario, permanece desconocido en qué medida y qué fluctuaciones se solventan mediante una terapia combinada.

Un problema particular lo constituyen los numerosos efectos secundarios de los agonistas de la dopamina, por lo tanto hay que fundamentar la comprobación e introducción de nuevos agonistas de la dopamina, a igualdad de efecto de acción, si se puede esperar de ellos mejor tolerancia.

También para los otros agentes antiparkinsonianos (inhibidores de la MAO-B, amantadina, anticolinérgicos), la terapia con L-Dopa es medida y punto de referencia. En casos leves e iniciales de la enfermedad, se recomienda a menudo, aunque en ningún caso de manera excluyente, administrar en primer lugar amantadina y anticolinérgicos y posponer el tratamiento con L-Dopa. En cuanto a la terapia combinada de inhibidores de la MAO-B, anticolinérgicos y amantadinas con L-Dopa, los resultados a largo plazo y la posible reducción de los problemas inherentes al tratamiento prolongado con L-Dopa son objeto de numerosas investigaciones y controvertidas discusiones.

En conjunto, existe la tendencia creciente a utilizar L-Dopa, no como monoterapia, sino en combinación con otros agentes antiparkinsonianos. Las fases precoces del síndrome de Parkinson se benefician de la combinación L-Dopa con inhibidores de la MAO-B, o bien L-Dopa con agonistas de la dopamina. Cuando disminuye la acción de la L-Dopa, en casos avanzados de la enfermedad, constituye un procedimiento terapéutico habitual la administración de agonistas de la dopamina. El especial lugar que corresponde a lisurida en la terapia del Parkinson se analiza en los siguientes trabajos y se describe detenidamente.

Bibliografía

[1] Baas, H., P.-A. Fischer: Fluktuationen der Beweglichkeit beim Parkinson-Syndrom. In: P.-A. Fischer (Hrsg.): Spätsyndrome der Parkinson-Krankheit, S. 213–233. Editiones Roche, Basel 1986.

[2] Backlund, E.-O., P. O. Granberg, B. Hamberger et al.: Transplantation of Adrenal Medullary Tissue to Striatum in Parkinsonism. First Clinical Trials. J. Neurosurg. **62** (1985) 169–173.

[3] Calne, D. B., P.-F. Teychenne, L. E. Claversia et al.: Bromocriptine in Parkinsonism. Br. Med. J. **4** (1974) 442–444.

[4] Fischer, P.-A. (Hrsg.): Parkinson plus. Cerebrale Polypathie beim Parkinson-Syndrom. Springer Verlag, Berlin–Heidelberg–New York–Tokyo 1984.

[5] Fischer, P.-A., H. Przuntek, M. Majer et al.: Kombinationsbehandlung früher Stadien des Parkinson-Syndroms mit Bromocriptin und Levodopa. Ergebnisse einer multizentrischen Studie. Dtsch. Med. Wschr. **109** (1984) 1279–1283.

[6] Fischer, P.-A.: Progression und Polypathie beim Parkinson-Syndrom. In: P.-A. Fischer (Hrsg.): Spätsyndrome der Parkinson-Krankheit, S. 67–82. Editiones Roche, Basel 1986.

[7] Fischer, P.-A.: Long-Term course in Parkinson's Syndrome and Cerebral Polypathy (Parkinson plus). In: M. D. Yahr, K. J. Bergmann (Eds.): Parkinson's Disease, pp. 235–238. Raven Press, New York 1987.

[8] Langston, J. W.: Etiology. In: W. C. Koller (Ed.): Handbook of Parkinson's Disease, pp. 297–307. Marcel Dekker, New York–Basel 1987.

[9] Leenders, K. L., H. J. Palmer, N. Quinn: Brain Dopamine Metabolism in Patient's with Parkinson's Disease measured with Positron Emission Tomography. J. Neurol. Neurosurg. Psychiat **49** (1986) 853–860.

[10] Madrazo, I., R. Drucker-Colin, V. Diaz et al.: Open Microsurgical Autograft of Adrenal Medulla to the Right Caudate Nucleus in two Patients with intractable Parkinson's Disease. New Engl. J. Med. **316**/14 (1987) 831–834.

[11] Mehraein, P.: Morbus Parkinson als degenerative Systemerkrankung. In: P.-A. Fischer (Hrsg.): Spätsyndrome der Parkinson-Krankheit, S. 23–33. Editiones Roche, Basel 1986.

[12] Riederer, P., H. Umek (Hrsg.): L-Dopa-Substitution der Parkinson-Krankheit. Geschichte – Gegenwart – Zukunft. Springer Verlag, Wien – New York 1985.
[13] Schnaberth, G.: Verlaufstypen des Parkinson-Syndroms. In: P. Riederer, H. Umek (Hrsg.): L-Dopa-Substitution der Parkinson-Krankheit, S. 69 – 78. Springer Verlag, Wien – New York 1985.
[14] Schwab, R. S., L. V. Amador, J. Y. Lettvin: Apomorphine in Parkinson's Disease. Trans. Am. Neurol. Assoc. **76** (1951) 251 – 253.

Bioquímica del sistema dopaminérgico

P. Riederer

Introducción

En la bioquímica de la neurotransmisión, la dopamina juega, junto con la acetilcolina, un papel determinante. En el síndrome de Parkinson el equilibrio entre los sistemas colinérgico y dopaminérgico adquiere un gran significado. La figura 1 mues-

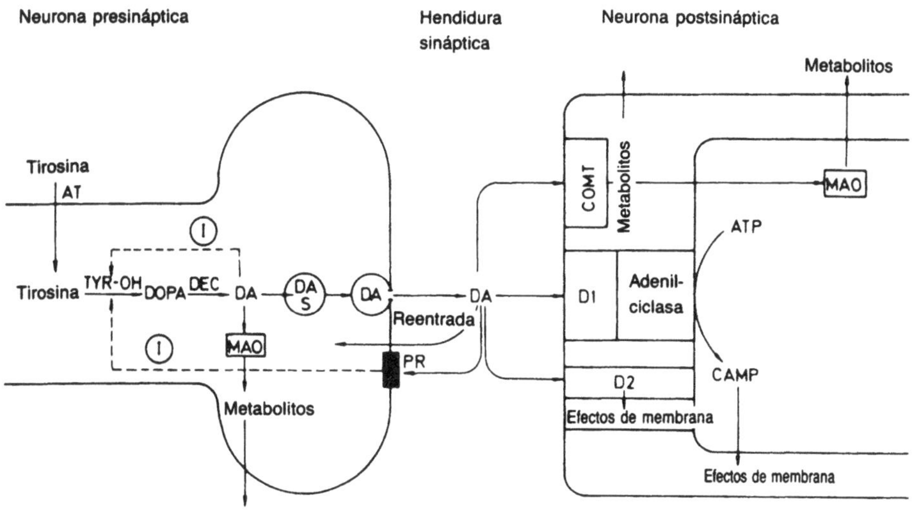

Fig. 1 Procesos fisiológicos pre y postsinápticos de las neuronas dopaminérgicas[1]
AT: transporte de aminoácidos; TH: tirosinhidroxilasa; DEC: dopadecarboxilasa; S: vesículas sinápticas; I: mecanismos de reacoplamiento; PR: autorreceptores presinápticos; DI: receptor DA postsináptico adenilciclasadependiente; D2: receptor DA postsináptico no dependiente de la adenilciclasa; DA: dopamina; ATP: adenosintrifosfato; CAMP: 3' 5' —adenosinmonofosfato cíclico.

tra una visión esquemática de las sinapsis. Los mecanismos pre y postsinápticos pueden estar involucrados en los cambios bioquímicos patológicos del síndrome de Parkinson. Así, se han puesto de manifiesto alteraciones de la tirosinhidroxilasa y de la monoaminooxidasa, y se discute el significado de posibles endotoxinas, del hierro y de los receptores.

Actividad de la tirosinhidroxilasa

Partiendo de la base de que en el síndrome de Parkinson se denervan terminaciones nerviosas presinápticas en el cuerpo estriado, existen, no obstante, referencias de que alrededor del 90 % de las membranas celulares permanecen activas. Así, se plantea la pregunta sobre la correlación morfológica de la degeneración. Quizá haya que aceptar una reducción progresiva del número de vesículas. La actividad de la tirosinhidroxilasa está disminuida, así como, aunque menos, la de la dopamina, en las terminaciones nerviosas presinápticas, según puede demostrarse[1]. Es oportuna la pregunta de si las mediciones de tirosinhidroxilasa pueden relacionarse con la cantidad total de proteínas, o si es más coherente relacionar la actividad de la enzima con la cantidad de proteína tirosinhidroxilasa como determinación de la actividad homoespecífica. Por eso, algunas nuevas investigaciones muestran que, a modo de ejemplo, la actividad homoespecífica en el núcleo caudado, en pacientes afectados de síndrome de Parkinson, está, por el contrario, elevada[18].

Quizá aquí exista un mecanismo que pueda compensar la pérdida del conjunto de la actividad, a modo de mecanismo de compensación. Se puede influir *in vitro* en el mecanismo enzimático de la tirosinhidroxilasa estimulando la enzima con el cofactor hierro (como hierro + +). Esta estimulación conduce también en el síndrome de Parkinson a un aumento de la actividad de la tirosinhidroxilasa[20]. La pregunta de si la reducción de la actividad enzimática es producida por una pérdida de hierro no tiene, actualmente, respuesta. En un sistema denervado quizá esté presente el hierro, pero sin posibilidad de ser utilizado, o bien simplemente falte. No obstante, es un hallazgo evidente que la tirosinhidroxilasa reacciona ante un estímulo (Tabla 1).

La carencia de tirosinhidroxilasa en el cuerpo estriado o en otras regiones tiene los más diversos efectos. Con métodos bioquímicos puede demostrarse, en el síndrome de Parkinson benigno, un grado de denervación del 89 % en el putamen caudal y del 61 % en el putamen rostral. El paso de ácido homovanílico a dopamina es así mismo cuantitativamente diferente: 59 % de reducción en el putamen caudal, y el

Tabla 1. Estimulación *in vitro* de la tirosinhidroxilasa en el núcleo caudado humano

	% del valor basal en el grupo control	% del valor basal en enfermos de Parkinson
cAMP y ATP	102 ± 4	115 ± 11
Proteinquinasa	118 ± 26	148 ± 14*
Ca^{2+} Calmodulin	108 ± 6	107 ± 8
Fe^2	1317	1100

Valores promedio o $\pm$SEM; *$p < 0{,}05$;
Valores absolutos y demás datos experimentales, remitirse a Rausch et al[20]

28 % en su parte rostral. Mientras la DOPAC primaria se sintetiza en la neurona (81 % de reducción en el putamen caudal, 21 % en la parte rostral), la síntesis de ácido homovanílico primario tiene lugar extraneuronalmente. La determinación de la relación de ácido homovanílico y dopamina permite demostrar que existen diferencias en relación con el grado de denervación. Cuanto más acentuada es la denervación, más ácido homovanílico se produce. De ahí no se pueden deducir afirmaciones sobre la función de estos sistemas dopaminérgicos, ni sobre la actividad de la dopamina en la neurona postsináptica. Este hallazgo permite la interpretación de que la liberación creciente de ácido homovanílico indica la existencia de otro mecanismo de compensación. Este mecanismo parece actuar en los estadios precoces y medios de la enfermedad de Parkinson, en tanto haya disponible una suficiente cantidad de dopamina. En la enfermedad de Parkinson ciertas investigaciones, especialmente sobre las estructuras límbicas, muestran cambios graves y moderados de la dopamina, de la noradrenalina y de sus metabolitos, con pequeños cambios en las áreas corticales. Estas alteraciones del sistema catecolaminérgico conllevan, con gran probabilidad, trastornos de las funciones psíquica, emocional y cognitiva, no solamente en el síndrome de Parkinson sin demencia, sino, sobre todo, en el llamado síndrome de Parkinson avanzado. Parece ser importante, en el síndrome de Parkinson, el notable cambio en la actividad de la tirosinhidroxilasa. El grado ostensible del trastorno se encuentra en el sistema dopamínico de la substancia negra-cuerpo estriado, estructuras límbicas y áreas corticales[1,10].

Significación de la monoaminooxidasa

La monoaminooxidasa (MAO) A y B es detectable mediante anticuerpos específicos en la glía y en las neuronas. En la glía la relación entre la MAO-A y la MAO-B es aproximadamente de 40 a 60; en las neuronas de la substancia negra apenas es detectable la existencia de MAO-A, en tanto que existen indicios de MAO-B; en el núcleo dorsal se observa muy poca MAO-A, mientras es demostrable gran cantidad de MAO-B. Esta determinación se contradice con los hallazgos bioquímicos, según los cuales sería de esperar un nivel de serotonina y, por consiguiente, un substrato bioquímico de la MAO-A. En las neuronas del locus *coeruleus* se demuestra una fuerte actividad de la MAO-A, mientras no existe ninguna actividad de la MAO-B[15].

Estos hallazgos indican que una terapia con inhibidores de la MAO, tanto con inhibidores de la MAO-A como con inhibidores de la MAO-B (por ejemplo con deprenilo), influyen específicamente sobre determinadas áreas, puesto que la MAO no se distribuye uniformemente entre la glía y las neuronas. También las intoxicaciones con MPTP (1-metil-4-fenil-1,2,3,6-tetrahidropiridina) parecen afectar selectivamente a determinadas áreas cerebrales. La MPTP debe transformarse en primer lugar en MPP^+ mediante la MAO-B, con probable acción neurotóxica. La MPP^+ es captada por las neuronas dopaminérgicas, y produce trastornos metabólicos y una degeneración de las células. Por consiguiente, hay una neurotoxina que produce de manera primaria lesiones selectivas sobre la substancia negra[14].

El significado de posibles endotoxinas

Las endotoxinas, como por ejemplo el agua oxigenada (H_2O_2), tienen un protagonismo en los procesos de envejecimiento, así como también en el síndrome de Parkinson. Estas endotoxinas pueden ver aumentada su concentración, si son requeridas varias enzimas para la desintegración del H_2O_2, o bien pierden su actividad, con lo que resulta posible su acumulación. La comprobación de esta actividad es posible, según los niveles de glutatión. Estas investigaciones demuestran que no existen diferencias significativas en los valores globales de glutatión entre los grupos normales de control y los pacientes de Parkinson sin déficit relevantes; no obstante, existe un significativo aumento de los valores de glutatión en relación con los déficit neuropatológicos y los grupos control. Por lo tanto, o bien hay un aumento del consumo de glutatión, o se ve interrumpida la síntesis de esta substancia. Mediante estudios experimentales en animales con MPTP, se determinó el cociente GSSG/GSH; bajo la acción de MPTP se determinó un aumento de este cociente en la substancia negra, aunque sólo si existe H_2O_2 como producto de la reacción. En la causa u origen de la sintomatología del Parkinson están involucradas no sólo posiblemente exotoxinas, sino también, eventualmente, endotoxinas[23,24].

Sobre el hierro

El hierro estimula, como cofactor necesario, a la tirosinhidroxilasa. En el síndrome de Parkinson, el hierro total en la substancia negra está significativamente aumentado, pero no en el putamen ni en otras regiones. El cociente Fe^{2+}/Fe^{3+} está disminuido en el síndrome de Parkinson, en comparación a los grupos control. La concentración de Fe^{3+} está relativamente aumentada, mientras que sólo en la substancia negra es observable una disminución de dicho cociente[25]. Un aumento de la síntesis de Fe^{3+} es detectable mediante la determinación de ferritina y orienta hacia un posible trastorno del metabolismo del hierro y, de ahí, a un mecanismo bioquímico patológico de base en la enfermedad de Parkinson[24].

Los receptores D1 y D2 en la enfermedad de Parkinson

Los receptores D1 y D2 del cuerpo estriado se mantienen en la enfermedad de Parkinson. La detección de los receptores D1 en el cuerpo estriado mediante métodos de fijación no arroja diferencias significativas entre pacientes de Parkinson y un grupo control, de las que pueda deducirse un déficit de los mismos. Entre los pacientes que responden a la terapia antiparkinsoniana y los que no muestran ninguna respuesta a la terapia, solamente hay diferencias en los resultados de la investigación del sistema adenilciclasa (valor basal, estimulación con dopamina de la modulación del AMPc)[22]. La capacidad de fijación en los receptores, medida con H^3-spiroperidol, no muestra ninguna diferencia. De este tipo de exploraciones no puede deducirse una función concreta de los receptores, ya que únicamente se mide la fijación de una substancia a las proteínas receptoras, pero no puede demostrarse la función de los receptores (Tabla 2). No obstante, está generalmente aceptado que los agonistas de la dopamina, con alta afinidad con los receptores D2, tienen gran valor como medios antiparkinsonianos. Desde este punto de vista, lisurida es actualmente uno de los más potentes agonistas de la dopamina en el uso clínico (Tabla 3).

En el núcleo estriado los receptores D2 son detectables en las terminaciones nerviosas presinápticas y en las GABA postsinápticas, así como en las conexiones interneuronales colinérgicas. La actividad de los receptores D2 representa, por lo tanto, la actividad en diversos compartimientos y sistemas neuronales del cuerpo estriado, lo cual dificulta la valoración del efecto terapéutico.

El hierro juega un importante significado en la magnitud de la fijación a receptores D2 postsinápticos. Así, por ejemplo, una anemia ferropénica produce un trastorno significativo de la actividad de los receptores D2 postsinápticos[27]. No obstante, esto parece no concordar con el síndrome de Parkinson, ya que en éste se puede constatar un aumento de la concentración de hierro en relación con el grado de gravedad de la enfermedad[24].

En las investigaciones sobre la cantidad de receptores D2 en el putamen caudal y rostral no se han demostrado diferencias significativas entre pacientes de Parkinson bajo tratamiento y un grupo control (Tabla 4). Sin embargo, en investigaciones sobre fijación de H^3-spiroperidol existen diferencias, exceptuándose esta combinación frente a los cuerpos no marcados, como lisurida, bromocriptina o tergurida (Tabla 5). Investigaciones posteriores sobre el acoplamiento de GTP con la proteína receptora posibilitarían demostrar, eventualmente, trastornos en el acoplamiento receptor-efector, que con un sencillo experimento no serían demostrables. Así podrían acumularse datos sobre la diferente sensibilidad de los diversos sistemas dopaminérgicos en la enfermedad de Parkinson.

Más altas concentraciones de un ligando no marcado, y mediante la adición de GTP para la obtención del valor IC_{50}, mediante liberación de H^3-spiroperidol, darían idea de un acoplamiento receptor-efector aumentado, o de una estereoselectividad disminuida del receptor, si no estuviera aumentado el número de enlaces[7].

Tabla 2. Cantidad de receptores dopaminérgicos en el putamen en diversas enfermedades

	B_{Max} (pmol/g tejido)	K_D (nM)
Esquizofrenia:		
Grupos control (17)	21,8 ± 0,9	
Esquizofrenia (16)	22,2 ± 2,4	
Feighner positivo (10)	23,3 ± 3,5	
Psicosis paranoide (6)	28,4 ± 4,6	
No paranoide[1] (4)	15,6 ± 2,6*	
Sin neurolépticos[1] (4)	15,6 ± 2,6*	
Tratados con neurolépticos (11)	23,6 ± 3,0	
Tratamiento breve con NL (4)	17,4 ± 0,9	
Tratamiento prolongado con NL (7)	27,2 ± 4,2	
ICD 295,3 + NL (5)	28,8 ± 5,6	1,05 ± 0,53***
ICD 295,3 + 297 + NL (11)	24,4 ± 2,9	0,69 ± 0,25***
ICD 295,6 + NL (8)	24,0 ± 5,2	0,46 ± 0,23***
ICD 295.6—NL (10)	15,6 ± 1,4**	0,16 ± 0,017
Grupos control (22)	21,9 ± 2,0	0,15 ± 0,03
Discinesia tardía + NL (3)		
ICD 295.3 (1); 295.6 (1); 297.1 (1)	26,8 ± 6,7	0,44 ± 0,15
Discinesia tardía—NL (7)		
IGD 295.6 (6); 295.7 (1)	16,2 ± 1,5	0,22 ± 0,07
Depresión:		
Grupos control (18)	23,3 ± 12	0,13 ± 0,016
DEP. no tratados (1)	23	0,40
DEP. + AD + NL (4)	20,0 ± 2,25	0,75 ± 0,36
SDAT:		
Grupos control (22)	21,0 ± 1,95	0,15 ± 0,03
SDAT + NL (5)	34,1 ± 2,70	1,40 ± 0,60
SDAT—NL (7)	18,3 ± 2,0	0,14 ± 0,04
Enfermedad de Parkinson:		
Grupos control (22)	21,0 ± 2,00	0,15 ± 0,03
PARK + L-DOPA (5)	20,5 ± 4,5	0,17 ± 0,06
PARK + Agonistas (10)	16,7 ± 1,6[2]	0,23 ± 0,08
PARK + NL (3)	26,0 ± 2,0	0,12 ± 0,013
Grupos control (25)	20,6 ± 1,9	0,14 ± 0,027
Responden a la L-Dopa (15)	19,3 ± 1,4	0,18 ± 0,03
Refractarios a la L-Dopa (5)	19,8 ± 1,6	0,20 ± 0,02

[1]Feighner positivo en la esquizofrenia, promedio ± SEM:
*$p < 0,02$ vs grupos control
**$p < 0,01$ vs KO und ICD 295.6 + NL neurolépticos
*** $p < 0,01$ vs KO. Último tratamiento con NL 1 día hasta 7 meses antes de la muerte; pacientes sin NL permanecieron por lo menos 3 meses antes de su muerte sin medicamentos; tiempo *post mortem*: 1-10 horas; edad: 69,7 ± 2,7 años (+NL); 75,4 ± 3,2 años (—NL).
ICD (8. Auflage); AD Antidepresiva
[2]$p < 0,01$ vs NL

Tabla 3. Disminución de la dependencia del ^{3}H-spiroperidol en el putamen humano mediante agonistas de la dopamina

Agonista	IC_{50}* (nM)
6-n-propil-TDHL**	< 1.0
Lisurida	7.5
TDHL	9.5
Bromocriptina	36.0
Pergolida	75.0
CQ-32084	87.0
CF-25397 tartrato	550.0
CU-32085	710.0
CM-29712	5000.0

* IC_{50} = Concentración a la que la acción se reduce al 50 %.
** THDL = Transdihidrolisurida (Terguida)

Tabla 4. Receptores D2 en las subáreas del putamen humano

	Grupos control (5)		Grupos Parkinson (3)[1]	
	B_{Max} (pmol/g)	K_D (nM)	B_{Max} (pmol/g)	K_D (nM)
caudal	19,4 ± 5,1	0,35 ± 0,04	14,0 ± 3,1	0,30 ± 0,02
rostral	19,3 ± 5,3	0,56 ± 0,12	14,4 ± 4,0	0,28 ± 0,01

[1] Tratamiento antiparkinsoniano prolongado mediante la combinación de L-Dopa, amantadina y eventualmente lisurida a dosis habituales; valores promedio ± SEM; se facilitaron datos, como edad (entre 69 y 78 años) y tiempo *post mortem* (entre 3 y 12 horas) de los pacientes.

Tabla 5. Liberación de agonistas y antagonistas en el putamen humano mediante dopamina y sulpirida

^{3}H-narcador específico	Marcador inespecífico	IC_{50} nM Grupo control	Pacientes con Parkinson
Spiroperidol (0,109 nM)	Dopamina (10^{-5} -10^{-3} M)	$1{,}8 \cdot 10^{-4}$M	
Lisurida (10^{-9}M)	Dopamina (10^{-5} -10^{-3}M)	$6{,}9 \cdot 10^{-5}$M	
Spiroperidol (0,109 nM)	Sulpirida (10^{-8} -10^{-5}M)	$8{,}70 \cdot 10^{-5}$M	
Lisurida (10^{-9}M)	Sulpirida (10^{-8} -10^{-5}M)	$1{,}17 \cdot 10^{-6}$M	
Spiroperidol (0,109 nM)	Lisurida (10^{-10} -10^{-6}M)	$7{,}0 \cdot 10^{-9}$M	
Spiroperidol (0,870 nM)	CI 201-678 (10^{-10} -10^{-6}M)	$3{,}00 \cdot 10^{-7}$	$3{,}50 \cdot 10^{-7}$
Spiroperidol (0,870 nM)	Bromocriptina (10^{-10} -10^{-6}M)	$38 \cdot 10^{-9}$	$30 \cdot 10^{-9}$
Spiroperidol (0,870 nM)	Lisurida (10^{-10} -10^{-6}M)	$9 \cdot 10^{-9}$	$7 \cdot 10^{-10}$
Spiroperidol (0,870 nM)	Tergurida (10^{-10} -10^{-6}M)	$11 \cdot 10^{-9}$	$11 \cdot 10^{-9}$

Los detalles sobre la metodología y evaluación de los pacientes se describen en otro apartado[24]

Acoplamiento D1-D2 en el cuerpo estriado

Está generalmente aceptado que, en la fase precoz de la enfermedad de Parkinson, los agonistas dopaminérgicos tienen una acción antiacinésica eficaz, los cuales son semejantes a los preparados combinados de L-Dopa. Por el contrario, en la fase tardía actúa mejor la dopa, mientras los agonistas dopaminérgicos, sin dopa como terapia acompañante, disminuyen en su actividad. De ahí se deduce que, para el despliegue de su actividad, los agonistas dopaminérgicos necesitan cierta estimulación postsináptica mediante la dopamina, producida a través de la L-Dopa.

Sobre la base de investigaciones experimentales se acepta que los receptores D1 y D2, de localización postsináptica, funcionalmente se acoplan de forma sinérgica. De ahí que de estos estudios pueda esperarse, en contra de la opinión generalizada hasta ahora de una acción aislada de los agonistas dopaminérgicos sobre los receptores D2, que para el despliegue óptimo de su acción también tienen que ser estimulados los receptores D1, dependientes de la adenilciclasa. Clínicamente puede demostrarse que la combinación de dopa y agonistas dopaminérgicos produce una reducción de las discinesias y de las fluctuaciones. El agonista directo de los receptores D1 SKF 38393 no tiene, ciertamente, acción en la enfermedad de Parkinson, mientras que el CY 208 243 muestra efectos antiacinéticos favorables. Los buenos resultados terapéuticos parecen depender de un balance adecuado de los preparados dopaminérgicos que den lugar a señales de frecuencia fásica, pero especialmente de lentas señales tónicas.

En la enfermedad de Parkinson son de esperar trastornos del acoplamiento de los receptores D1 y D2. Mientras que mediante estudios de fijación de elementos se demuestra que la capacidad de fijación de los receptores D1 no se modifica, investigaciones mediante la estimulación de la adenilciclasa señalan que tanto la actividad basal[26] como la obtenida mediante la estimulación con dopamina aumenta con la evolución de la enfermedad[22]. Aceptando una sinergia de los receptores D1 y D2, este dato podría aclarar por qué aproximadamente el 25 % de los enfermos de Parkinson que no responden a la terapia antiparkinsoniana en la fase tardía, poseen cantidades normales de receptores D2. Por lo tanto existe la hipotética suposición de que el acoplamiento de los receptores D1 y D2 resulta alterado por el proceso de denervación, y la consiguiente pérdida de dopamina, que finalmente desaparece. Las discinesias, fases «on-off», y las fluctuaciones podrían tener así una correlación fisiopatológica con la terapia[2,16,21].

Factores que contribuyen a la aparición de fluctuaciones del sistema «feed-back» dopaminérgico del cuerpo estriado en la enfermedad de Parkinson

La experiencia de que mediante el suplemento exógeno de L-Dopa en el cuerpo nigroestriado, con bajo contenido en dopamina, de los pacientes de Parkinson, mejora la tríada clínica de acinesia, rigidez y temblor, es válida, sobre todo, en las fases precoces del tratamiento. Tras tratamiento prolongado con L-Dopa durante un período de 3 a 5 años[17], aparecen complicaciones en forma de trastornos de la capacidad motora, llamados trastornos «fin de dosis» (Wearing-off), fluctuaciones «on-off», discinesias de «pico de dosis», discinesias bifásicas y distonías. Si bien las bases fisiopatológicas de estas fluctuaciones son todavía desconocidas, diversas hipótesis han conducido a la suposición, o aceptación, de que los trastornos de los mecanismos «feed-back» del sistema nigroestriado podrían ser su causa[4].

En condiciones fisiológicas, la dopamina es sintetizada a partir de aminoácidos endógenos precursores, incluida la dopa, y almacenada en las vesículas sinápticas. Su liberación a nivel de la hendidura sináptica es controlada sólo a través de impulsos nerviosos, y regulada mediante las actividades pre y postsinápticas de los receptores. En la enfermedad de Parkinson, la capacidad de síntesis de dopamina a partir de la tirosina está progresivamente disminuida por la degeneración de las neuronas presinápticas. El aporte de L-Dopa permite dominar la acinesia, si bien no existe una relación sólida entre la magnitud de la degeneración de las terminaciones nerviosas presinápticas y la sensibilidad a la L-Dopa. La amplia variación individual en la sensibilidad a la L-Dopa, en cuanto a efectos motores, orientan a un trastorno del control «feed-back» del cuerpo nigroestriado. Si este control «feed-back» pudiera ser normalizado se minimizaría la incidencia de acinesias.

Existen mecanismos compensadores endógenos, puestos de manifiesto por una disminución de la relación dopamina/ácido homovanilínico, que tienen por finalidad facilitar la liberación de dopamina. Pero cuando la pérdida de neuronas supera el 70 %, se manifiestan los síntomas clínicos, que pueden mejorar mediante el aporte de la dopamina disminuida. Mediante el aporte exógeno de L-Dopa permanecen realmente durante mucho tiempo grandes cantidades, no fisiológicas, de este precursor. Cuando la capacidad de almacenamiento de las vesículas disminuye con la evolución de la enfermedad, cantidades crecientes de dopamina sintetizada a partir de L-Dopa exógena pueden alcanzar, de forma incontrolada, la hendidura sináptica. La dopamina sintetizada en otros compartimientos cerebrales puede también contribuir a los procesos sinápticos. Este tipo de estimulación incontrolada de los receptores produce trastornos del sistema endógeno del control «feed-back».

Mediante muchas y diversas estrategias terapéuticas se ha intentado compensar las fluctuaciones en el sistema dopaminérgico «feed-back» del cuerpo nigroestriado, por ejemplo, mediante el desarrollo de formulaciones de L-Dopa retard, técnicas de infusión[9,11,19], nuevas substancias que influyan en los autorreceptores D2 y D1[3,5,6,8,12], infusiones de lisurida para asegurar la estimulación constante de los receptores D2 (véanse también las aportaciones de Suchy y Przuntek en este libro) y terapia combinada con substancias de diverso perfil farmacológico, como L-Dopa, inhibidores de la MAO-B y agonistas de la dopamina[1] (véase también la aportación de Rinne en este libro).

Todas estas estrategias terapéuticas tienen la finalidad de fortalecer la función dopaminérgica bajo el mantenimiento simultáneo de una suficiente regulación «feedback» intra e interneuronal.

Psicosis farmacotóxicas como efectos colaterales de la terapia antiparkinsoniana: una hipótesis de trabajo

Todas las substancias antiparkinsonianas están en situación potencial de producir, en mayor o menor medida, psicosis en enfermos de Parkinson. Esto ocurre también con los agonistas dopaminérgicos. Y puesto que esta especial predisposición a la psicosis está ostensiblemente relacionada con la enfermedad de Parkinson, se supuso durante mucho tiempo que la degeneración de las neuronas dopaminérgicas del cuerpo nigroestriado tenía una relación causal con la predisposición a la psicosis. Investigaciones experimentales y clínicas permiten, ciertamente, poner en duda la existencia de áreas límbicas especiales como lugar de asentamiento de las psicosis. Este concepto abonaría la hipótesis de que las hipercinesias y las psicosis, que tras la estimulación dopaminérgica no ocurren simultáneamente, son de distinta localización. Así, también sería posible separar las diferentes evoluciones de estos efectos secundarios. En la enfermedad de Parkinson las hipercinesias y psicosis se inducen rápidamente y, tras la interrupción o reducción de la medicación, desaparece rápidamente la hipercinesia, mientras que la psicosis cede paulatinamente. Teóricamente pueden aducirse diversas hipótesis de trabajo para aclarar esta observación. Puede concluirse con seguridad que la degeneración afecta primariamente al sistema dopaminérgico nigroestriado, mientras que la inervación dopaminérgica de las áreas límbicas y corticales a través del tegmentum ventral (VTA) se afectan en menor medida. Es de suponer que la sensibilidad para la psicosis es tanto menor cuanto menos son las neuronas dopaminérgicas del VTA degeneradas. Otros factores, como por ejemplo la intensidad funcional, una respuesta ante diferentes sistemas peptídicos, así como una maniobra cibernética específica sobre otros sistemas, y lugar y calidad de interacción con otros sistemas neuronales, pueden ser responsables de la diferente cualidad de los efectos colaterales; esta última posibilidad, sobre todo, podría aportar nuevos fundamentos al conocimiento de la patogenia de las psicosis. Mientras existe un relativo buen conocimiento de la interconexión de las neuronas dopaminérgicas del cuerpo estriado con cuerpos celulares colinérgicos y GABAérgicos, es menos conocida la interacción del sistema límbico dopaminérgico con sistemas inhibidores (GABA) o excitadores. Este aspecto concreto podría ser de interés si los sistemas GABAérgico, glutamat-érgico y otros del área límbica, resultan dañados en la enfermedad de Parkinson, ya que prácticamente no existe ninguna investigación sobre ello. Según la hipótesis de Kim et al[13], en la esquizofrenia existe una relativa hiperactividad del sistema dopaminérgico frente al sistema glutamatérgico excitador, situación en la que este último sería deficitario. Si bien las psicosis farmacotóxicas debieran distinguirse según su tipo y cualidad, esta consideración sobre la patogenia de las psicosis podría constituir un mecanismo experimental para su refuerzo. Habría también una posibilidad de propiciar una disminución de la ocurrencia de psicosis farmacotóxicas inducidas yatrógenamente por la gran potencia de los agonistas dopaminérgicos. Un primer paso sería comprobar las substancias antiparkinsonianas frente a la actividad GABA-érgica y glutamat-érgica.

Bibliografía

[1] Birkmayer, W., P. Riederer: Die Parkinson-Krankheit. Biochemie, Klinik, Therapie. 2. Auflage, Springer Verlag, Wien – New York 1985.

[2] Braun, A. R., P. Barone, T. N. Chase: Interaction of D1 and D2 dopamine receptors in the expression of dopamine agonist induced behaviors. In: G. R. Breese, I. Creese (eds.): Neurobiology of Central D1-Dopamine Receptors, S. 151 – 166. Plenum Publishing Corporation 1986.

[3] Brücke, T., W. Danielczyk, M. Simanyi et al.: Terguride: partial dopamine agonist in the treatment of Parkinson's disease. In: M. D. Yahr, K. J. Bergmann (eds.): Advances in neurology, pp. 573 – 576. Raven Press, New York 1987.

[4] Carlsson, A.: Are „On-off" effects during chronic L-dopa treatment due to faulty feedback control of the nigrostriatal dopamine pathway? J. Neural Transm. [Suppl] **19** (1983) 153 – 161.

[5] Clark, D., S. Hjorth, A. Carlsson: Dopamine receptor agonists: mechanisms underlying autoreceptor selectivity. J. Neural Transm. **62** (1985) 171 – 207.

[6] Corsini, G. U., R. Horowski, E. Reiner et al.: Treatment of Parkinson's disease with a dopamine partial agonist. Clin. Neuropharmacol. **7** (1984) 950 – 951.

[7] Goldstein, M., K. Fuxe, E. Meller et al.: The characterization of the dopaminergic profile of EMD 23448 and indolyl-3-butylamine: selective actions on presynaptic and supersensitive postsynaptic DA receptor populations. J. Neural Transm. **70** (1987) 193 – 215.

[8] Goldstein, M., A. Lieberman, E. Meller: A possible molecular mechanism for the antiparkinsonian action of bromocriptine in combination with levodopa. TIPS (Nov.) pp. 436 – 437.

[9] Hardie, R. J., S. L. Malcolm, A. J. Lees et al.: The pharmacokinetics of intravenous and oral levodopa in patients with Parkinson's disease who exhibit on-off fluctuations. Br. J. Clin. Pharmacol. **22** (1986) 429 – 436.

[10] Hornykiewicz, O.: Neurochemical pathology and the etiology of parkinson's disease: basic facts and hypothetical possibilities. The Mount Sinai Journal of Medicine **55** (1) (1988) 11 – 20.

[11] Kapfhammer, H. P., H. J. Kuss, E. Eben et al.: L-dopa infusion experiments in combination with the L-dopa-decarboxylase inhibitors benserazide and carbidopa: L-dopa metabolism and neuroendocrinological effects. Pharmacopsychiat. **18** (1985) 143 – 144.

[12] Karobath, M.: Neue Aspekte in der Pharmakotherapie des M. Parkinson. In: G. Schnaberth, E. Auff (eds.): Das Parkinson-Syndrom. S. 211 – 216. Proceedings, Symposium 1984. Wissenschaftlicher Dienst „Roche", Basel 1985.

[13] Kim, J. S., H. H. Kornhuber, J. Kornhuber et al.: Glutamic acid and the dopamine hypothesis of schizophrenia. In: Ch. Shagass, R. C. Josiassen, W. H. Bridger et al. (eds.): Biological Psychiatry, S. 1109 – 1111. Elsevier, Amsterdam 1985.

[14] Kinemuchi, H., C. J. Fowler, K. F. Tipton: The Neurotoxicity of 1-methyl-4-phenyl-1,2,3,6-tetrahydropyridine (MPTP) and its relevance to Parkinson's disease. Neurochem. Int. **11** (4) (1987) 359 – 373.

[15] Konradi, C., E. Svoma, K. Jellinger et al.: Immunocytochemical Differentiation of MAO-A and MAO-B in human post mortem brain. Pharmacol. & Toxicol. **60** Suppl. 1 (1987) 29.
[16] Markstein, R., J. M. Vigouret: Is D1-receptor stimulation important for the anti-parkinson activity of dopamine agonists? In: Key Topics In Brain Research. Springer, Wien, New York 1988 (im Druck).
[17] Marsden, C. D., J. D. Parkes, N. Quinn: Fluctuations of disability in Parkinson's disease: clinical aspects. In: C. D. Marsden, S. Fahn (eds.): Movement disorders, pp. 86–122. Butterworth, London 1982.
[18] Mogi, M., M. Harada, K. Kiuchi et al.: Homospecific activity (activity per enzyme protein) of tyrosine hydroxylase increases in Parkinsonian brain. J. Neural Transm. **72** (1988) 77–81.
[19] Poewe, W. H., A. J. Lees, G. M. Stern: Treatment of motor fluctuations in Parkinson's disease with an oral sustained-release preparation of L-dopa: clinical and pharmacokinetic observations. Clin. Neuropharmacol. **9** (1986) 430–439.
[20] Rausch, W. D., Y. Hirata, T. Nagatsu et al.: Tyrosine hydroxylase activity in caudate nucleus from Parkinson's disease: effects of iron and phosphorylating agents. J. Neurochem. **50** (1988) 202–208.
[21] Reader, T. A., R. Briere, E. Gottberg et al.: Specific [^{3}H]SCH23390 binding to dopamine D1 receptors in cerebral cortex and neostriatum: evidence for heterogeneities in affinity states and cortical Distribution. J. Neurochem. **50** (1988) 451–463.
[22] Riederer, P., W. D. Rausch, W. Birkmayer et al.: CNS-modulation of adrenal tyrosine hydroxylase in parkinson's disease and metabolic encephalopathies. J. Neural Transm. Suppl. 14 (1978) 121–132.
[23] Riederer, P., M. Strolin Benedetti, P. Dostert et al.: Do glutathione and ascorbic acid play a role in the neurotoxicity of 1-methyl-4-phenyl-1,2,3,6-tetrahydropyridine (MPTP)? Pharmacol. & Toxicol. **60**, Suppl. 1 (1987) 39.
[24] Riederer, P., W. D. Rausch, B. Schmidt et al.: Biochemical fundamentals of Parkinson's disease. The Mount Sinai Journal of Medicine **55** (1) (1988) 21–28.
[25] Riederer, P., E. Sofic, W. D. Rausch et al.: Transition metals, ferritin, glutathione and ascorbic acid in Parkinsonian Brain. J. Neurochem. (in press).
[26] Shibuya, M.: Dopamine sensitive adenylate cyclase activity in the striatum of Parkinson's disease. J. Neural Transm. **44** (1979) 287.
[27] Youdim, M. B. H., D. Ben-Shachar: Minimal brain damage induced by early iron deficiency: modified dopaminergic neurotransmission. Israel Journal of Medical Sciences **23** (1987) 19–25.

Influencia de lisurida sobre los receptores dopaminérgicos pre y postsinápticos en la experimentación animal

H. Wachtel

Introducción

El potencial terapéutico de los derivados de la ergolina, alcaloides contenidos en el cornezuelo del centeno (Secale cornutum), se emplean desde hace decenios en diversas indicaciones clínicas. El amplio espectro farmacológico de los derivados de la ergolina es comprensible si se tiene en cuenta que la molécula fundamental de la ergolina contiene los elementos estructurales de los neurotransmisores noradrenalina, dopamina y serotonina (Fig. 1). Estas características estructurales abren la posibilidad de influenciar farmacológicamente, mediante la ergolina, la transmisión neuronal tanto en el sistema nervioso periférico como en el central. Los efectos neurotropos de los alcaloides del cornezuelo del centeno son ampliamente conocidos a partir de la investigación experimental animal, y fueron mayormente interpretados como efectos colaterales psicotóxicos indeseables. Mediante la manipulación química dirigida, en primer lugar a partir de la ergolina 8β natural, y más tarde también de la ergolina sintética 8α, se pudo especificar la selectividad de la acción sobre determinados receptores de la transmisión neuronal. La bromocriptina, con-

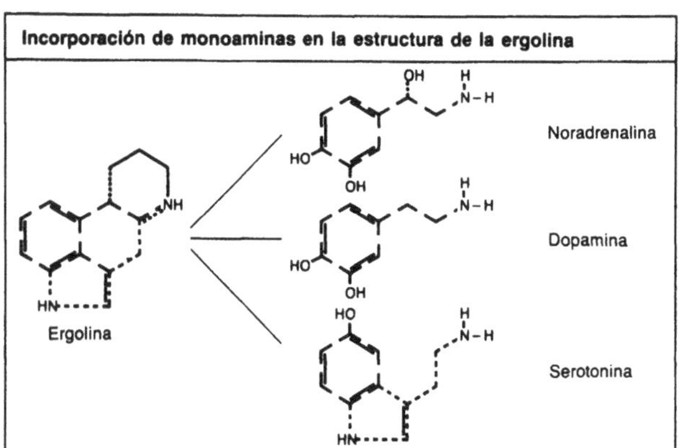

Fig. 1 Incorporación de los elementos estructurales de los neurotransmisores noradrenalina, dopamina y serotonina a la molécula de ergolina.

figurada 8β, fue el primer derivado de la ergolina en el que se descubrió una acción preferente sobre los receptores centrales de la dopamina (DA) (1973) en la experimentación animal[5], y cuya disponibilidad fue confirmada[4] en el tratamiento de la enfermedad de Parkinson (1974). Posteriormente, pudimos señalar que el derivado de la ergolina 8α lisurida, sintetizado por Zikán y Semonsky[22] (Fig. 2), posee una acción agonista de la DA esencialmente más fuerte y directa, independiente de la DA endógena[8], y por lo tanto, es especialmente apropiado para el tratamiento de la enfermedad de Parkinson.

Posteriormente serían presentados algunos experimentos representativos de nuestras investigaciones *in vivo* sobre la influencia de lisurida en los diversos sistemas dopaminérgicos de los roedores. La figura 3 muestra una exposición esquemática

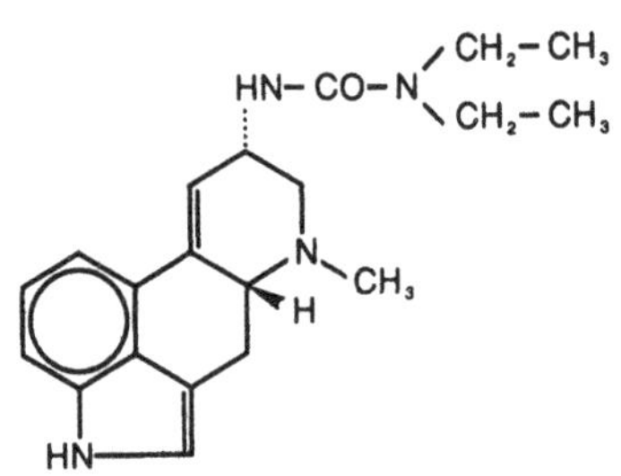

Lisurida

Fig. 2 Fórmula estructural de lisurida

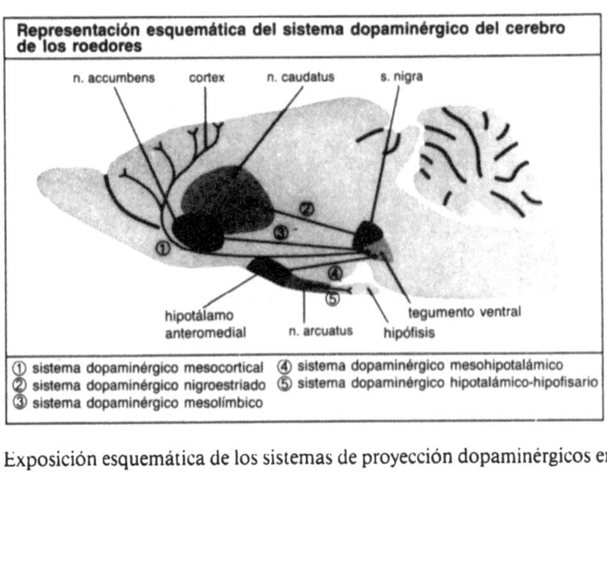

Fig. 3 Exposición esquemática de los sistemas de proyección dopaminérgicos en el cerebro de los roedores.

de las vías de proyección dopaminérgicas del cerebro de la rata. Dejando el sistema retinal de los DA fuera de consideración, pueden distinguirse cinco sistemas de vías con significación funcional. El sistema mesocortical, con terminaciones dopaminérgicas en el córtex frontal, parece tener significación en la regulación psicomotriz y funciones mentales cognitivas. Se especula sobre si las psicosis aparecidas en pacientes parkinsonianos bajo tratamiento con L-Dopa o agonistas de la DA, se deben a la estimulación patológica de neuronas DA-sensibles del córtex frontal. En la actualidad no existe un modelo funcional en la experimentación animal. El sistema mesolímbico, con terminaciones dopaminérgicas en el *nucleus accumbens*, tiene su significación en la iniciación y regulación de la actividad locomotriz. En la experimentación animal, los agonistas de la DA ejercen una estimulación de la actividad locomotriz tras su administración sistémica o inyección local en el *nucleus accumbens*. El sistema nigroestriado, con terminaciones dopaminérgicas en el cuerpo estriado, tiene la significación de regular la actividad motora extrapiramidal. La estimulación de las neuronas del cuerpo estriado mediante agonistas de la DA provoca, en la experimentación animal, movimientos estereotipados de masticación, de chupeteo y de roer. El sistema mesohipotalámico, con terminaciones dopaminérgicas en el hipotálamo anteromedial, está en relación con la termorregulación. En la experimentación animal los agonistas de la DA ejercen una acción antagonista de la hipertermia, inducida por bloqueantes de los receptores DA. El sistema hipotálamo-hipofisario, con receptores DA-sensibles en las células lactotropas del lóbulo anterior de la hipófisis, está en relación con la regulación de la secreción de prolactina. En la experimentación animal, los agonistas de la DA disminuyen el nivel sérico de prolactina.

Material y métodos

Substancias para los ensayos y procedimientos de disolución

Se utilizaron las siguientes substancias: lisurida hidrógeno maleato (Spofa, Praga, Checoslovaquia), flufenacinadihidroclorhidrato (Squibb Inc., Princeton, USA), α-metilparatirosinmetilesterhidroclorhidrato (Labkemi AB, Göteborg, Suecia) y proterguridatartrato, 6-propil-lisuridatartrato, pergolidamesilato, (±)-rolipram (Schering AG, Berlin/Bergkamen, BRD). Para la administración sistémica, todas las substancias fueron disueltas en solución salina fisiológica excepto el α-metilparatirosinmetilesterhidroclorhidrato, que fue suspendido en solución salina fisiológica con adición de 100 g/l de aceite de ricino polietoxilado. Este último medio vehiculizador fue indicado también para las administraciones intracerebrales de lisuridahidrogenomaleato y (±)-rolipram. La reserpina fue utilizada en la elaboración habitual del preparado. El fenobarbital sódico en forma de una preparación tradicional veterinaria fue empleado para la anestesia.

Animales de experimentación y condiciones generales de la investigación

Se seleccionaron ratones machos NMRI de 20-25 g de peso y ratas Wistar machos de 80-120 g de peso (para investigaciones tras administración sistémica) y de 180-220 g de peso (para investigaciones tras administración intracerebral); para determinaciones de prolactina se utilizaron ratas Wistar hembras de 180-220 g de peso (facilitados por Schering). Los animales de experimentación fueron conservados en un habitáculo a temperatura constante (22 + 1 °C) bajo un ciclo de claridad-oscuridad de 12 horas. La fase de claridad duró desde las 6 hasta las 18 horas. Los animales recibieron una dieta estándar (Altromin Spezialfutterwerke, Lage, BRD) y tuvieron libertad para beber agua. Las substancias fueron inyectadas, sistémicamente, en un volumen de 0,1 ml por 10 g de peso corporal (ratones) y 0,05 ml por 10 g de peso corporal (ratas), e intracerebralmente en un volumen de 1 µl en el *nucleus accumbens* de cada hemisferio cerebral, con clasificación randomizada de los animales del ensayo según los diversos tratamientos. Los animales control recibieron un volumen correspondiente del medio excipiente. Todas las dosis de las substancias se refieren a la base libre.

Operación estereotáxica y administración intracerebral

Wachtel y Andén[19] ofrecen una exposición detallada del procedimiento. Sobre el *nucleus accumbens* de ambos lados se implantaron cánulas guía dirigidas con ayuda de un aparato estereotáxico (David Kopf Instruments, Tujunga, USA) en ratas anestesiadas con fenobarbital. A los animales de experimentación despiertos a las 48-72 horas del postoperatorio se les administraron las substancias de prueba en el *nucleus accumbens* de ambos lados, mediante la introducción de cánulas de inyección. Las coordenadas de la punta de la cánula de inyección fueron fijadas según el atlas estereotáxico de König y Klippel[10]: A 9,4 L 1,0, V - 0,9 mm. Cada animal de experimentación se utilizó una sola vez. Al final de la prueba los animales fueron decapitados, se les extrajo el cerebro y se sumergió en formalina durante por lo menos 24 horas, para verificar histológicamente la posición de la cánula de inyección.

Tests utilizados

A) Actividad locomotriz. Para la medición de la actividad locomotriz tras tratamiento por vía sistémica, se utilizaron compartimientos circulares indicadores de la motilidad mediante célula fotoeléctrica, que ya han sido descritos detalladamente[18]. Para las averiguaciones tras inyección intracerebral, se utilizaron M/P 40 FC Electron Motility Meters (Motron Products, Estocolmo, Suecia)[16]. Inmediatamente después de la inyección sistémica o intracerebral del agonista de la DA, o del medio excipiente, los animales fueron colocados aisladamente en los compartimentos de motilidad mencionados, y se midió el número, acumulado durante intervalos de 10 minutos, de interrupciones de la señal luminosa hasta 4 horas después de la aplicación.

B) Estereotipias. Se aplicó el método de registro automático de estereotipias descrito detalladamente por Horowski[7]. Inmediatamente después de la administración de agonistas de la DA, o del medio excipiente, se registró el número, acumulado durante intervalos de 10 minutos, de movimientos estereotipados de masticación, chupeteo y de roer de las ratas, hasta 3 horas depués de la aplicación.

C) Temperatura rectal. Los ratones fueron colocados aisladamente en jaulas de cristal acrílico (9, 10, 8,5 cm) una hora antes del inicio de la prueba. Los animales del experimento fueron tratados entonces con agonistas de la DA, o con el medio excipiente, y 30 minutos más tarde se midió la temperatura corporal con un termómetro eléctrico (ELLAB TE3, Elektrolaboratoriet, Copenhague, Dinamarca) durante 20 segundos, tras la introducción de una sonda térmica (RM 6) en el recto.

D) Prolactina. Ratas hembra se trataron 24 horas antes con reserpina (2 mg/kg i.p.) para provocar una hiperprolactinemia. Posteriormente, se les administraron diversos agonistas de la DA, a dosis de 0,05 mg/kg, o medio excipiente *per os.* Dos y ocho horas después, respectivamente, tras el tratamiento peroral, los animales fueron decapitados. La sangre corporal se introdujo en una cámara centrifugadora, se enfrió a 4 °C y posteriormente se centrifugó (3.000Xg) durante 10 minutos. Se retiró el suero y se congeló hasta —20 °C para análisis. Los niveles séricos de prolactina se determinaron con ayuda de un radioinmunodetector[20].

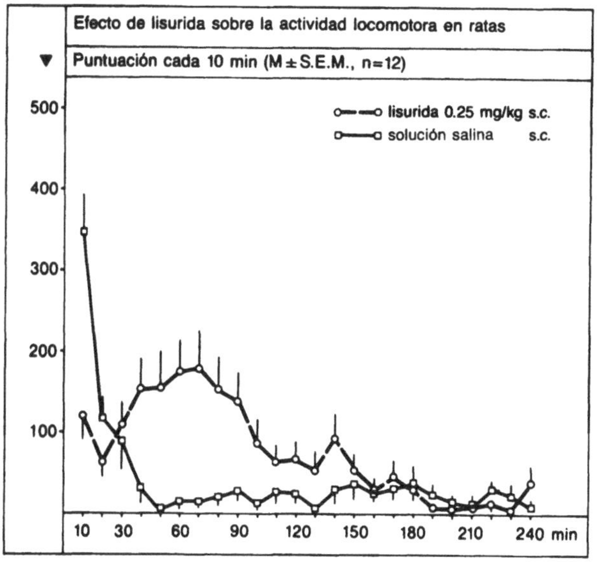

Fig. 4 Evolución en el tiempo de la actividad locomotriz de las ratas tras la administración subcutánea de 0,025 mg/kg de lisurida. Inmediatamente tras la inyección de lisurida o de solución salina fisiológica, las ratas fueron introducidas aisladamente en compartimientos circulares detectores de la motilidad mediante células fotoeléctricas, y se midió el número de interrupciones de las señales luminosas durante 4 horas a intervalos de 10 minutos. Se señalan los valores promedio ±SEM, para 12 animales por grupo de tratamiento.

Estadística

Se calcularon los valores promedio ±SEM, y se determinó la significación estadística, por diferencias entre los valores promedio de los diversos tratamientos, mediante análisis de las variaciones en relación con los tests Dunnett o Tukey.

Resultados

Acción sobre el sistema DA mesolímbico

La referencia tiempo-acción para lisurida, 0,025 mg/kg s.c. sobre la actividad locomotriz de las ratas, en comparación con los grupos control, se expone en la figura 4. Mientras los animales tratados con suero salino muestran el perfil típico con alta actividad inicial hasta aproximadamente el minuto 30 y subsiguiente disminución de la actividad basal, lisurida ejerce con esta relativamente baja dosis un efecto bifásico sobre la locomoción: a la supresión inicial sigue una fase de estimulación de casi dos horas de duración. A dosis más altas (por ejemplo, 0,39 mg/kg s.c.), lisurida ejerce una estimulación de la actividad locomotriz de tres horas de duración, sin hipocinesia subsiguiente[21].

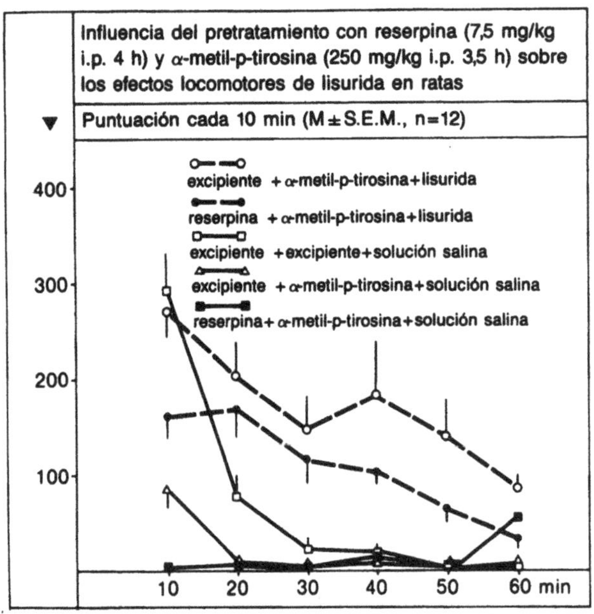

Fig. 5 Influencia del tratamiento previo de las ratas con α-metil-p-tirosina (250 mg/kg i.p.: 3,5 h), sólo o en combinación con reserpina (7,5 mg/kg i.p.: 4 h), sobre el efecto de estimulación motora de lisurida (0,39 mg/kg s.c.). Para más detalles véase la figura 4.

Como aclara la figura 5, el efecto estimulante de lisurida 0,39 mg/kg s.c., también tras tratamiento previo de las ratas con α-metilparatirosina (αMT), produce una disminución de la tirosinhidroxilasa, de las enzimas clave para la síntesis de los DA. Los grupos control tratados con inhibidor de la tirosinhidroxilasa muestran aún una pequeña actividad inicial. Si se combina αMT con reserpina, que destruye la capacidad de almacenamiento de las vesículas DA presinápticas, los animales así tratados no muestran prácticamente ningún indicio de DA liberable endógenamente, per-

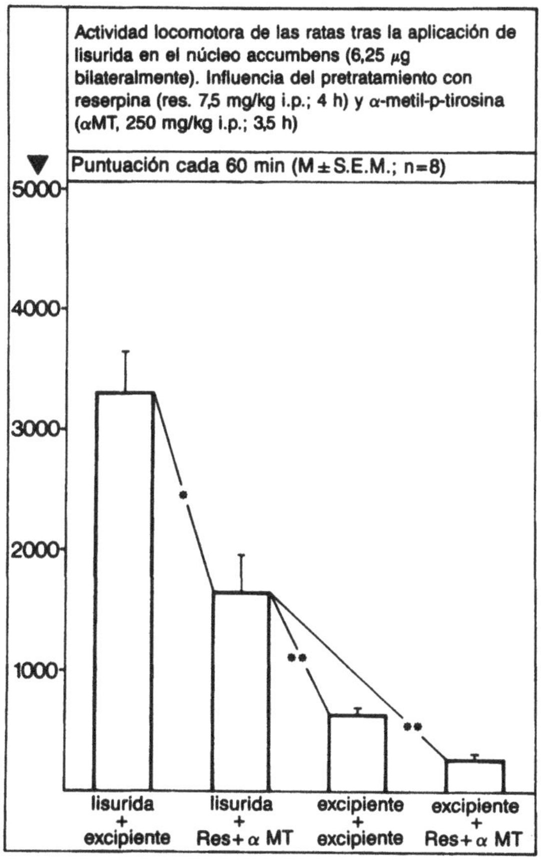

Fig. 6 Influencia de la inyección bilateral de lisurida (6,25 µg en cada lado) en el *nucleus accumbens* sobre la actividad locomotriz de ratas monoaminoprivas. La disponibilidad de monoaminas endógenas fue anulada mediante el tratamiento previo de los animales de experimentación con reserpina (Res; 7,5 mg/kg i.p.; 4 h) más α-metil-p-tirosina (α-MT; 250 mg/kg i.p.: 3,5 h). Inmediatamente después de la inyección local de lisurida, o de medio excipiente, los animales fueron introducidos aisladamente en compartimientos rectangulares detectores de la motilidad mediante células fotoeléctricas, y se registró el número de interrupciones de las señales luminosas durante una hora. Se exponen los valores promedio $\pm$SEM para 8 animales por grupo de tratamiento (*$p<0,05$; **$p<0,01$; análisis de variaciones/Tukey Test).

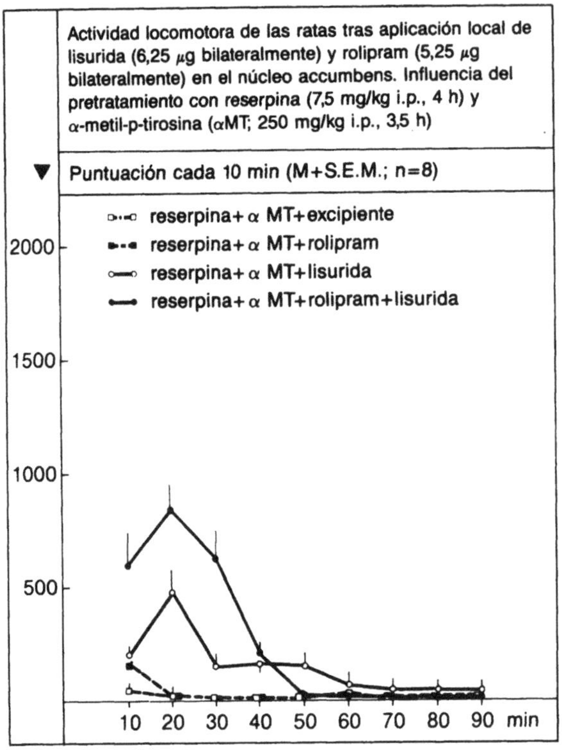

Fig. 7 Influencia de la inyección combinada bilateral de lisurida (6,25 μ en cada lado) y rolipram (6,25 μg en cada lado) en el *nucleus accumbens* sobre la actividad locomotriz de ratas monoaminoprivas. Para más detalles véase la figura 6.

maneciendo inmóviles en los compartimientos de test de motilidad. Lisurida 0,39 mg/kg s.c., está en condiciones de estimular la actividad locomotriz en las ratas con esta depleción de la DA.

También tras la inyección bilateral local en el *nucleus accumbens*, una región terminal del sistema DA mesolímbico, lisurida estimula la actividad locomotriz tanto en ratas normales como en ratas con depleción de DA (Fig. 6).

Como muestra la figura 7, el efecto estimulante motor de la inyección local bilateral de lisurida en el *nucleus accumbens* de ratas con depleción de la DA puede ser potenciado mediante la administración simultánea intranuclear (*nucleus accumbens*) de rolipram, o de un inhibidor de la fosfodiesterasa cAMP-selectivo.

Acción sobre el sistema DA nigroestriado

La referencia tiempo-acción para lisurida, o protergurida (6-n-propil-TDHL), cada uno a dosis de 0,1 mg/kg s.c., sobre la evolución de la estereotipia de las ratas, se expone en la figura 8. Mientras los animales tratados con suero salino muestran una actividad basal baja y constante, lisurida provoca estereotipias orales durante unas dos horas. Protergurida, un derivado de lisurida, es, desde este punto de vista, esencialmente más activo, y el efecto desencadenante de estereotipias dura aproximadamente 3 horas.

Acción sobre el sistema DA mesohipotalámico

Lisurida, 6-n-propil-lisurida (6-n-propil-LIS), protergurida, (6-n-propil-TDHL) y pergolida ejercen, a dosis de 0,012-0,39 mg/kg, un descenso, dependiente de la dosis, de la temperatura rectal de los ratones, 30 minutos después del tratamiento previo intraperitoneal (Fig. 9). La acción hipotérmica de lisurida, de 6-n-propil-lisurida, protergurida o de pergolida, cada uno a dosis de 0,39 mg/kg s.c., es antagonizada

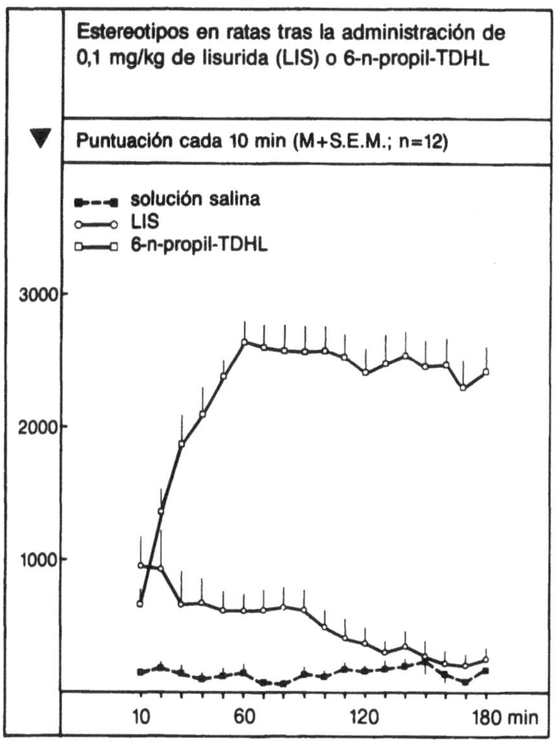

Fig. 8 Evolución en el tiempo de las esteroides de ratas desencadenadas mediante la administración subcutánea de 0,1 mg/kg de lisurida (LIS), o de proterguiride (6-n-propil-TDHL). Inmediatamente después de la administración de la substancia de prueba, o de solución salina fisiológica, los animales de experimentación fueron introducidos individualmente en compartimientos cilíndricos cerrados y se midió el número de impulsos registrados por un sistema de detección electrodinámica, manifestados por movimientos estereotipados de los animales de experimentación, en forma de masticación, chupeteo y movimientos de roer, durante 3 horas a intervalos de 10 minutos. Se exponen los valores promedio ±SEM para 12 animales por grupo de tratamiento.

mediante el tratamiento previo con antagonista de la DA flufenacina a dosis adecuadas (Fig. 10).

Acción sobre el sistema DA hipotalamohipofisario

El elevado nivel sérico de prolactina en las ratas hembra, manifiesto tras tratamiento previo con reserpina durante 24 horas, desciende significativamente mediante la administración oral de 0,05 mg/kg de lisurida, 6-n-propil-lisurida (6-n-propil-LIS) o proterqurida, estadísticamente tanto a las 2 horas como al cabo de 8 horas (Fig. 11).

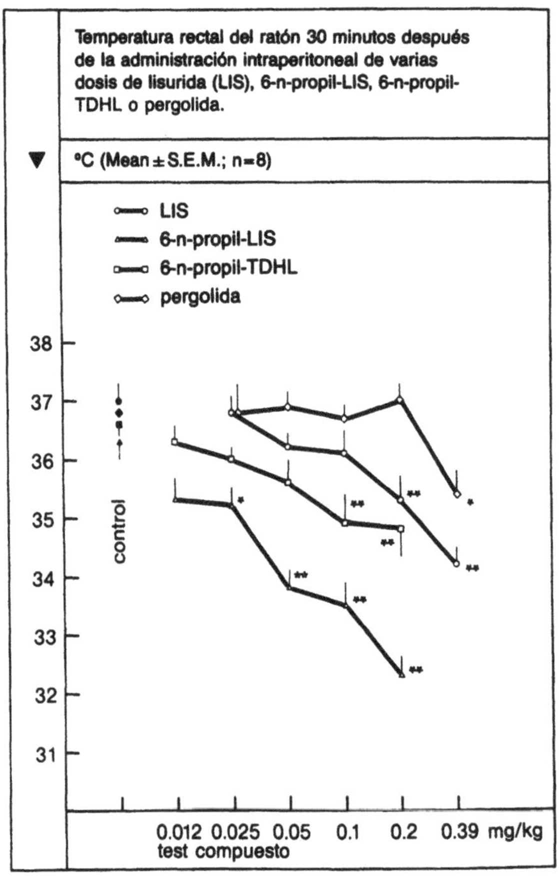

Fig. 9 Temperatura rectal de los ratones 30 minutos después del pretratamiento intraperitoneal con diversas dosis de lisurida (LIS), 6-n-propil-lisurida (6-n-propil-LIS), proterqurida (6-n-propil-TDHL) o pergolida. La temperatura rectal de los animales aislados se obtuvo con la ayuda de un termómetro eléctrico. Se exponen los valores promedio ±S.E.M. de 8 animales por grupo de tratamiento, así como la significación estadística de las diferencias entre los valores promedio de diversas dosis de las substancias de prueba, y las correspondientes al grupo control tratado con solución salina fisiológica (*: p<0,05; **p<0,01; análisis de variación/Dunnett-Test).

Discusión

Las ejemplares investigaciones existentes *in vivo* acerca de cuatro sistemas DA funcionalmente importantes ilustran y profundizan sobre los datos anteriormente publicados en torno a la acción agonista dopaminérgica de 8α-ergolina lisurida[8]. Lisurida estimula la actividad locomotriz, tanto tras la administración sistémica como tras la inyección local en el *nucleus accumbens*, provoca la aparición de estereotipias, produce una disminución de la temperatura corporal, que es neutralizable por un bloqueador de los receptores DA, y disminuye la secreción de prolactina.

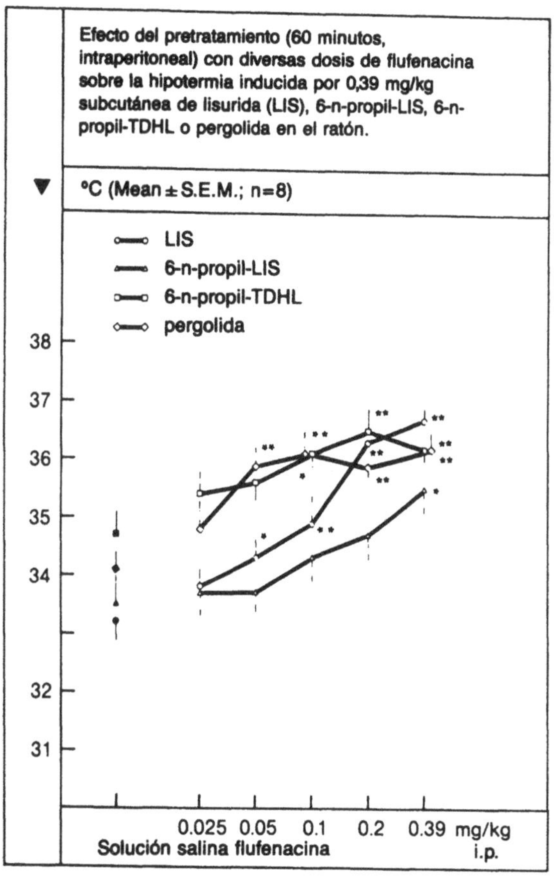

Fig. 10 Antagonismo sobre la hipotermia en ratones, desencadenada por lisurida (LIS), 6-n-propil-lisurida (6-n-propil-LIS), protergurida (6-n-propil-TDHL) y pergolida. Los ratones aislados fueron tratados, 30 minutos antes de la administración subcutánea de 0,39 mg/kg de los derivados de la ergolina, con solución salina fisiológica, y con diversas dosis de flufenacina. 30 minutos después de la inyección del derivado de la ergolina (=60 min de la flufenacina, o del suero fisiológico) se midió la temperatura rectal. Para más detalles véanse leyendas de la figura 9.

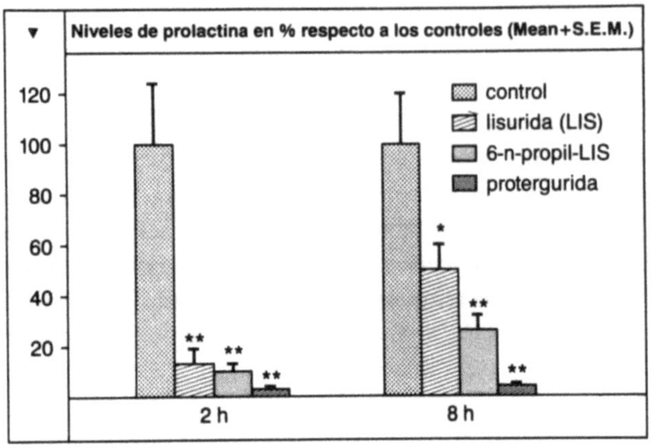

Fig. 11 Influencia de lisurida (LIS), 6-n-propil-lisurida (6-n-propil-LIS) y protergurida sobre la hiperprolactinemia en ratas hembras reserpinizadas. Los animales del ensayo fueron tratados, 24 horas antes de la administración oral de 0,05 mg/kg del derivado de la ergolina, con reserpina (2 mg/kg i.p.). Dos u 8 horas después del tratamiento oral con el derivado de la ergolina, o con solución salina fisiológica, los animales fueron decapitados y se determinó el nivel sérico de prolactina radioinmunológicamente. Se exponen los valores promedio ± SEM, como porcentaje del grupo control para 8 animales por grupo de tratamiento. Para valoración estadística véase la figura 9.

Algunos de los hallazgos aquí señalados merecen ser especialmente destacados:

1.—La alta actividad dopaminérgica de lisurida en comparación con la L-Dopa o con la bromocriptina.

2.—La actividad de lisurida sobre animales carentes de receptores DA, lo que indica una actividad de la substancia independiente de los receptores DA endógenos, directa postsináptica y dopaminérgica, con clara diferencia con la bromocriptina, que no muestra la menor acción estimulante de la motricidad en animales carentes de receptores DA[9].

3.—La capacidad potencial estereoespecífica de la acción postsináptica, agonista de los receptores DA, de lisurida, mediante el inhibidor de la fosfodiesterasa cAMP-selectivo rolipram[17], indica la acción agonista de los receptores D-1 de un componente de lisurida. Esta observación *in vivo* es del máximo interés si la comparamos con los datos obtenidos *in vitro*; así, se observó con lisurida un aumento de cAMP, como expresión de una estimulación de los receptores D-1, cierta en cortes de cerebro intactos[13], pero no de manera irrefutable en el conjunto de tejido cerebral[1,12]. Nuestras observaciones *in vivo*, una serie de investigaciones *in vitro* sobre la influencia de lisurida en la adenilciclasa[1,13], así como estudios de la interconexión de receptores en preparaciones de las membranas cerebrales[6], caracterizan a lisurida como claro agonista de los receptores D-2, con un componente de acción agonista sobre los receptores D-1.

La acción bifásica de una relativamente baja dosis de lisurida (0,025 mg/kg s.c.), con supresión inicial y posterior estimulación de la actividad locomotriz (Fig. 4), es compatible con el concepto de autorreceptores de DA formulado por Strömbom[15]. Con respecto a estas hipótesis fundamentales sobre datos neurofisiológicos[2] y neurobioquímicos[3], se encuentran receptores DA en el pericarion, en las dendritas y en las terminales axónicas de las neuronas DA, las cuales regulan la actividad de los mecanismos locales de reagrupamiento. La estimulación de estos autorreceptores mediante agonistas DA reduce la sobrecarga de las neuronas y disminuye la liberación de DA[2,3]. Si se acepta que los autorreceptores están presentes en una cantidad relativamente grande en el conjunto de la superficie de la neurona DA, en comparación con los receptores DA postsinápticos, los cuales se limitan a áreas sinápticas circunscritas, es comprensible que precisamente dosis bajas de un agonista de los receptores DA afecten preferentemente a los autorreceptores, lo que conduce a una insuficiencia funcional de la neurona. En cuanto a la regulación de la actividad locomotriz, esto significa que bajos niveles de lisurida en el cerebro descargan las neuronas DA ventrotegmentales y reducen la liberación de receptores DA en las terminaciones del *nucleus accumbens*, lo que se manifiesta en una disminución de la actividad locomotriz. Al alcanzarse niveles más altos de lisurida en el cerebro, se activan también receptores DA postsinápticos en el *nucleus accumbens*, lo que conduce a una estimulación de la actividad locomotriz. Por exploraciones electrofisiológicas, se sabe que los autorreceptores DA muestran una mayor sensibilidad frente a los agonistas DA que los receptores DA postsinápticos[14].

Hay que subrayar que la disminución de la neurotransmisión dopaminérgica, mediante bajas dosis de agonistas DA, parece tener significación funcional más bien en cerebros no proclives a la enfermedad, como en individuos jóvenes[11]. En pacientes con enfermedad de Parkinson, habitualmente de edad avanzada, que muestran una degeneración progresiva de las neuronas DA, es de suponer que los agonistas DA actúan predominantemente sobre los receptores DA postsinápticos. De ahí que la finalidad terapéutica para el tratamiento de los trastornos del movimiento, en los pacientes de Parkinson, se base en substituir la insuficiencia patognomónica de receptores DA endógenos, mediante el aporte directo de agonistas activos de los receptores DA centrales. En base a los datos existentes de la experimentación animal y a los estudios clínicos presentados en este Simposio, lisurida cumple con todas estas premisas.

Bibliografía

[1] Azuma, H., N. Oshino: Stimulatory action of lisuride on dopamine-sensitive adenylate cyclase in the rat striatal homogenate. Jap. J. Pharmacol. **30** (1980) 629–639.

[2] Bunney, B. S., G. H. Aghajanian: Evidence for drug actions on both pre- and postsynaptic catecholamine receptors in the CNS. In: E. Usdin, W. E. Bunney jr. (eds.): Pre- and postsynaptic receptors, pp. 89–122. Marcel Dekker, New York 1975.

[3] Carlsson, A.: Receptor-mediated control of dopamine metabolism. In: E. Usdin, W. E.

Bunney jr. (eds.): Pre- and postsynaptic receptors, pp. 49–65, Marcel Dekker, New York 1975.

[4] Calne, D. B., P. F. Teychenne, P. N. Leigh et al.: Treatment of Parkinsonism with bromocriptine. Lancet *II* (1974) 1355–1358.

[5] Corrodi, H., K. Fuxe, T. Hökfelt et al.: Effect of ergot drugs on central catecholamine neurons: Evidence for a stimulation of central dopamine neurons. J. Pharm. Pharmacol. **25** (1973) 409–412.

[6] Fuijta, N., K. Saito, N. Yonehara et al.: Lisuride inhibits ^{3}H-spiroperidol binding to membranes isolated from striatum. Neuropharmacology **17** (1978) 1089–1091.

[7] Horowski, R.: A new method for automatic registration of stereotyped behaviour in the rat. Arzneimittelforschung **12** (1978) 2281–2286.

[8] Horowski, R., H. Wachtel: Direct dopaminergic action of lisuride hydrogen maleate, an ergot derivative, in mice. Eur. J. Pharmacol. **36** (1976) 373–383.

[9] Johnson, A. M., D. M. Loew, J. M. Vigouret: Stimulant properties of bromocriptine on central dopamine receptors in comparison to apomorhine, (+)-amphetamine and L-DOPA. Br. J. Pharmacol. **56** (1976) 59–68.

[10] König, J. F. R., R. A. Klippel: The rat brain. A stereotaxic atlas of the forebrain and lower parts of the brain stem, pp. 1–162. Williams and Wilkins, Baltimore 1963.

[11] Ögren, S. O., A. Rodebijer, K. Ängeby: The ‚presynaptic‘ blocking potency of sulpiride and haloperidol in the rat is agedependent. Neurosci. Lett. **46** (1984) 203–207.

[12] Pieri, L., H. H. Keller, W. P. Burkard et al.: Effects of lisuride and LSD on cerebral monoamine systems and hallucinosis. Nature **272** (1978) 278–280.

[13] Saiani, L., M. Trabucchi, G. C. Tonon et al.: Bromocriptine and lisuride stimulate the accumulation of cyclic AMP in intact slices but not in homogenates of the neostriatum. Neurosci. Lett. **14** (1979) 31–36.

[14] Skirboll, L. R., A. A. Grace, D. S. Bunney: Dopamine auto- and postsynaptic receptors: Electrophysiolgical evidence for differential sensitivity to dopamine agonists. Science **206** (1979) 80–82.

[15] Strömbom, U.: On the functional role of pre- and postsynaptic catecholamine receptors in brain: Acta Physiol. Scand. Suppl. **431** (1975) 1–43.

[16] Svensson, T. H., G. Thieme: An investigation of a new instrument to measure motor activity of small animals. Psychopharmacologia **14** (1969) 157–163.

[17] Wachtel, H.: Neurotropic effects of the optical isomers of the selective adenosine cyclic 3',5'-monophosphate phoshodiesterase inhibitor rolipram in rats in-vivo. J. Pharm. Pharmacol. **35** (1983) 440–444.

[18] Wachtel, H.: Central dopaminergic and antidopaminergic effects of ergot derivatives structurally related to lisuride. In: D. B. Calne, R. Horowski, R. J. McDonald, W. Wuttke (eds.): Lisuride and other dopamine agonist, pp. 109–125. Raven Press, New York 1983.

[19] Wachtel, H., N. E. Andén: Motor activity of rats following intracerebral injections of drugs influencing GABA mechanisms. Naunyn-Schmiedeberg's Arch. Pharmacol. **302** (1978) 133–139.

[20] Wachtel, H., R. Dorow, G. Sauer: Novel 8α-ergolines with inhibitory and stimulatory effects on prolactin secretion in rats. Life Sci. **35** (1984) 1859–1867.

[21] Wachtel, H., W. Kehr, M. Schlangen: Involvement of dopamine auto- and postsynaptic receptors in locomotor effects of lisuride after systemic or intracerebral administration. In: J. van Maanen, U. K. Rinne (eds.): Lisuride: A new dopamine agonist and Parkinson's disease, pp. 11–23. Excerpta Medica, Amsterdam 1986.

[22] Zikán, V., M. Semonský: Mutterkornalkaloide XVI. Einige N-(D-6-Methyl-isoergolenyl-8-)-, N-(-6-Methylergolenyl-8-)- und N-(D-6-Methylergolin(I)-yl-8-)-N'-substituierte Harnstoffe. Coll. Czech. Chem. Comm. **25** (1960) 922–925.

Efectos de los derivados del cornezuelo del centeno sobre el sistema nervioso central con referencia al agonista de la dopamina: lisurida.

R. Horowski

Una serie de substancias contenidas en el hongo *Secale cornutum*, que crece entre el trigo, con estructura química típica, se reúne bajo la denominación genérica de derivados del cornezuelo de centeno o de la ergotamina. El marcado efecto de activación de la contracción de las substancias contenidas en este hongo sobre la musculatura lisa del útero indica, probablemente, la base de ambas propiedades (ergon [del griego] = trabajo, dolores de parto, análogo al inglés «labour»). Este efecto se utiliza todavía hoy en clínica, como es el caso de la metilergonovina en la profilaxis y tratamiento de la hemorragia puerperal. Otros efectos típicos de las substancias naturales contenidas en el cornezuelo del centeno son la vasoconstricción o normalización del tono vascular (por ejemplo, la ergotamina, todavía hoy utilizada, debido a este efecto, como base de muchos fármacos antimigrañosos), efectos α-adrenolíticos y antiserotonínicos (por ejemplo, la dihidroergotamina y la metisergida, dos derivados del cornezuelo del centeno algo modificados químicamente).

En realidad, estas acciones del cornezuelo del centeno que, tras la depuración y mejora de las substancias en él contenidas, se aplicó en la terapéutica moderna, se conocían ya desde la edad media, y fueron descritas en relación con intoxicaciones por cornezuelo de centeno, conocidas como ergotismo. Especialmente tras veranos lluviosos y sobre todo entre la población pobre, que consumía pan adulterado por cornezuelo de centeno, aparecía el llamado fuego de San Antonio, que a consecuencia del efecto del cornezuelo de centeno podía llevar incluso a la pérdida de extremidades, así como también a espasmos o convulsiones; en mujeres también se describieron abortos e interrupción de la secreción láctea. Antiguamente la causa de estos casos no era conocida; los pacientes peregrinaban a los monasterios antonianos, que estaban especializados en medicina, allí ayunaban, con lo que las manifestaciones de la intoxicación remitían parcialmente. La figura 1 representa a San Antonio, junto a él su animal simbólico, una cría de cerdo, y un paciente, ciego, con una antorcha en la mano y mutilado de una pierna.

Los efectos de los derivados del cornezuelo del centeno sobre el sistema nervioso central eran considerados desde tiempo atrás como la expresión de una intoxicación, y el descubrimiento del efecto alucinógeno del d-LSD por Albert Hofmann no pudo más que reforzar esta opinión. Sólo desde hace pocos años existen substancias con estructura derivada de la ergotamina, cuyos efectos sobre el sistema nervioso central se utilizan terapéuticamente. A este grupo pertenecen la Hydergina® y la nicergolina, que se aplican en el tratamiento sintomático de los trastornos propios de la vejez, aunque también ejerce fuertes efectos α-adrenolíticos, así como

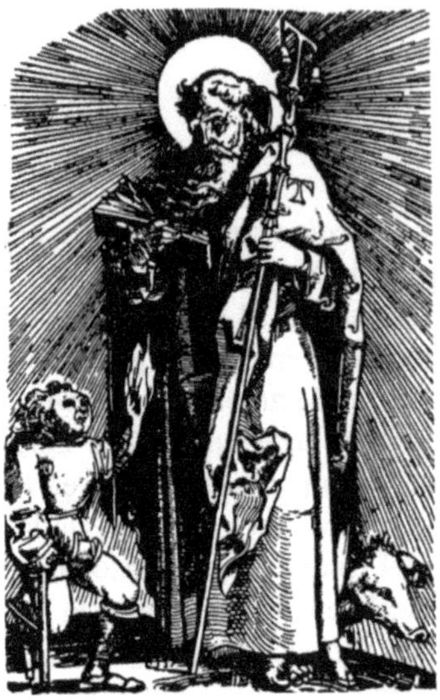

Fig. 1 San Antonio

la bromocriptina, el 2-bromoderivado del alcaloide natural del cornezuelo del centeno α-ergocriptina, que ha abierto nuevas posibilidades terapéuticas como inhibidor de la prolactina y como agonista de la dopamina.

Aún más fuerte y más selectivamente actúan las 8-α-aminoergolinas, que no se encuentran en el cornezuelo del centeno, y se diferencian químicamente de todos los demás derivados de la ergotamina aplicables en la terapéutica (Fig. 2). A este grupo pertenece como primera substancia lisurida, una substancia de gran afinidad con los receptores de la dopamina y el primer agonista dopaminérgico, que puede ser administrada tanto por vía oral como parenteral; también la transdihidrolisurida, el primer agonista parcial de la dopamina comprobado en la clínica, y la bromergurida, la primera ergolina con acción antagonista de la dopamina. Sobre la farmacología y acción clínica de lisurida y sus derivados hay amplias aportaciones generales[2,5,7], por lo que aquí sólo nos referiremos a aspectos determinados.

Lisurida se diferencia de la bromocriptina no solamente por su distinta estructura química y más alta actividad, sino también por otras referencias (Tabla 1). La alta afinidad por los receptores, en relación con la posibilidad de administración paren-

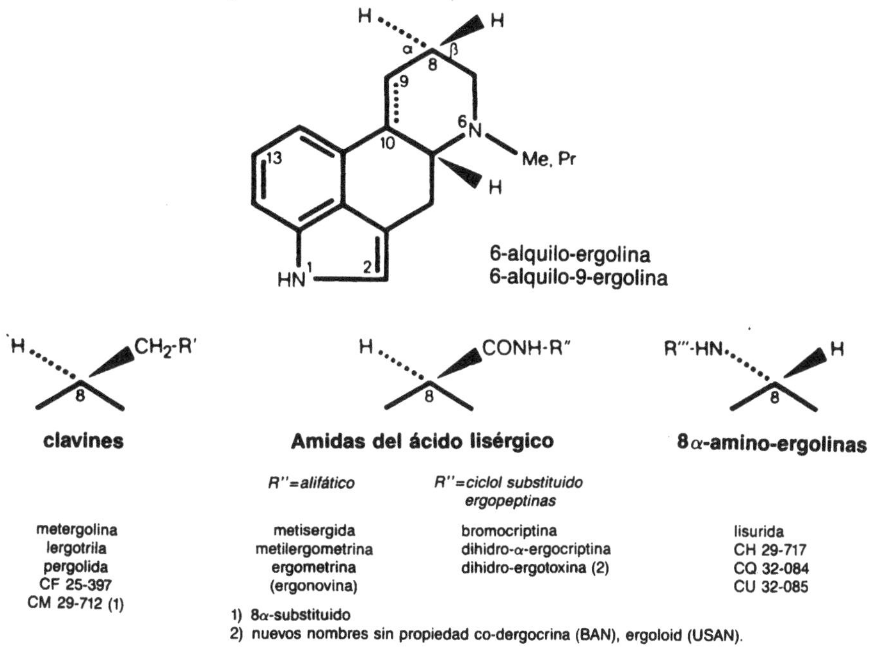

Fig. 2 Estructura de los alcaloides del cornezuelo de centeno (tomado de E. Flückiger et al., 1983)

— Lisurida tiene mayor afinidad por los receptores.
— Lisurida tiene una acción intrínseca más fuerte.
— Lisurida puede antagonizar efectos secundarios neurolépticos.
— Lisurida actúa sobre el sistema motor, también en caso de acusada carencia de dopamina (p. ej., tras reserpina + αMT).
— Lisurida actúa también sobre síntomas que no responden a la bromocriptina.
— Lisurida puede administrarse también por vía parenteral.

Tabla 1 Diferencias farmacológicas entre lisurida y bromocriptina

teral, abre a lisurida nuevas posibilidades de aplicación, y de hecho incluso se antagonizan las consecuencias de una sobredosificación por neurolépticos (síndrome neuroléptico maligno con hipotermia, rigidez y pérdida de conocimiento) mediante una perfusión de lisurida, según pudieron señalar H. Przuntek et al[1]. De especial significación es la conclusión, constatada por diversos grupos, de que en la experimentación animal lisurida, en contraposición a la bromocriptina, puede devolver la motilidad tras la deprivación dopamínica completa[6,9]. La disminución de la efectividad de la monoterapia con bromocriptina en tratamientos prolongados quizá tenga su explicación en que la concentración de dopamina en los ganglios basales está disminuida en más del 90 %, en fases avanzadas de la enfermedad de Parkinson. Si se acepta la hipótesis de que también en la enfermedad de Parkinson debe producirse una activación sinérgica de los receptores Dl sobre la acción agonista de los receptores D2, podemos deducir que, farmacológicamente, lisurida, al contrario que la bromocriptina, también tiene acciones agonistas de los receptores Dl (mientras que estudios bioquímicos *in vitro* hablan más en favor de una acción antagonista parcial de los derivados de la ergotamina sobre estos receptores). También la observación de que lisurida actúa sobre síntomas neurológicos en los que la bromocriptina se muestra inactiva, se explica por esta diferencia cualitativa (o también por la acción más activa de lisurida sobre el sistema serotonínico)[12].

Otra particularidad valorable de lisurida estriba en que sus acciones (al contrario que el clásico agonista dopaminérgico apomorfina) dependen del estado funcional del sistema dopaminérgico, en el que, según su estado inicial, puede incluso desencadenar efectos contrarios. Además lisurida conduce a una «estabilización» mantenida en los receptores D_2 presinápticos, es decir, que ya no se desencadenan los efectos esperados de la apomorfina ni los del antagonista de la DA haloperidol

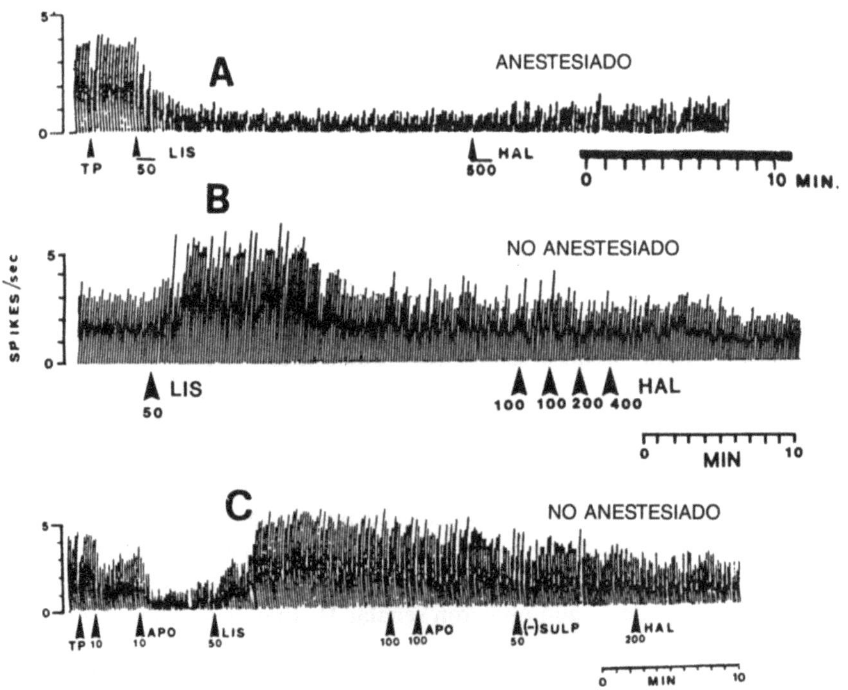

Fig. 3 Ejemplos del efecto estabilizador de lisurida (LIS) sobre la capacidad de descarga de las neuronas dopaminérgicas A9 en ratas anestesiadas (A), y paralizadas con curare (B, C). Independientemente del procedimiento, 10-60 minutos después de la inyección única de 50 μg/kg de lisurida se establece la descarga, que no se modifica ni con apomorfina (APO) ni con agonistas de la dopamina, como sulpirida (SULP) o haloperidol (HAL) (en [4]).

(Fig. 3)[4]. Estas especiales propiedades han inducido a G. L. Gessa a definir lisurida como «High-affinity/low-activity» entre los agonistas de la dopamina. Ello significa que los sistemas dopaminérgicos intactos no se ven influidos, a pesar de la presencia de lisurida (eventualmente incluso los hiperactivos resultan disminuidos), mientras que en los receptores de la dopamina «vacíos» (como, por ejemplo, en los receptores D_2 presinápticos, y también en los ganglios basales de pacientes de Parkinson con insuficiencia de dopamina), aparece una fuerte acción agonista de la dopamina. Estos hallazgos neurofisiológicos se han confirmado mediante comprobaciones bioquímicas, farmacológicas y clinicofarmacológicas, y muestran así mismo que la acción de lisurida es dependiente del estado previo del paciente, al contrario, por ejemplo, que la apomorfina[5,10,11,18].

Gessa sugiere que, especialmente, la acción presináptica «estabilizadora» de lisurida es el fundamento de por qué, en la combinación de lisurida con L-Dopa, las fluctuaciones de motilidad son menos aparentes, e incluso puede disminuirse su aparición (contribución de Rinne en este libro), consiguiéndose un efecto antiparkinsoniano tan marcado como con monoterapia con L-Dopa a más altas dosis. El efecto de lisurida, dependiente del estado previo del paciente, puede también ser la causa de que en pacientes que, tras un tratamiento prolongado con L-Dopa, muestran fluctuaciones en la motilidad, la administración adicional de lisurida no solamente mejora la bradicinesia/acinesia, sino también, simultáneamente, las discinesias aparecidas en el momento de máxima acción dopamínica; a ello contribuye, sin duda, la influencia que ejerce la disminución de la dosis de dopa, que es posible gracias al aporte de lisurida.

Lisurida tiene, igual que otros derivados del cornezuelo del centeno, una alta afinidad por los receptores centrales de la serotonina, y por ese motivo fue desarrollado primeramente para la profilaxis de la migraña. Aquí la acción farmacológica depende del sistema investigado y de su estado de actividad, con frecuencia poco apreciable en condiciones normales. También para este sistema se señala lisurida como agonista parcial. Una acción así, dependiente del estado previo, parece ser posible en todo el conjunto de los derivados del cornezuelo del centeno; ésta es conocida, desde hace mucho tiempo, con substancias como la ergotamina y la dihidroergotamina para los α-receptores vasculares.

Lisurida actúa con especial intensidad sobre los autorreceptores de la serotonina, con lo que también aquí puede disminuir la frecuencia de descarga de las neuronas, lo cual equivale a actuar en ciertos sistemas como antagonista funcional de la serotonina[14,17]. En la rata, la administración de altas dosis de lisurida, en que se combinan los efectos dopaminérgicos con los antagonistas de la serotonina, conduce a una manifiesta hipersexualidad, dato ya conocido por la combinación del inhibidor de la síntesis de serotonina pCPA con substancias dopaminérgicas como la apomorfina. Las ratas así tratadas muestran el comportamiento sexual habitual completo de las ratas machos, con absoluta independencia de su estado hormonal; así, por ejemplo, tras la castración de la rata, se reprodujo de nuevo, mediante lisurida, no sólo el comportamiento propio de la pareja, sino también la copulación y la eyaculación. El comportamiento sexual masculino se manifiesta, mediante lisurida, incluso en ratas hembras jóvenes, lo cual confirma que en esta especie la dirección del sistema nervioso central está relacionada con el comportamiento sexual masculino en ambos sexos, y puede ser activado independientemente del estatus hormonal; parece seguro que esto es válido sólo para la rata, ya que en otras especies, y también en el hombre, no ha sido posible observar una hipersexualidad semejante[2].

Los efectos periféricos de la serotonina (por ejemplo, agregación trombocitaria, aumento de la permeabilidad vascular y contracción de la musculatura lisa) disminuyen por la acción de lisurida, y tanto por administración local como sistémica se produce una disminución de la frecuencia de descarga de las neuronas serotoninérgicas del núcleo dorsal del rafe, ya a dosis muy bajas. La serotonina tiene una función importante en la sucesión patogénica de la crisis migrañosa, por lo que lisurida resultó indicado en la profilaxis de la migraña, también a muy bajas dosis. En relación con esto, es de especial interés una hipótesis de Raskin y Appenzeller, según la cual todas las substancias utilizadas en la profilaxis de la migraña disminuyen la actividad de las neuronas serotoninérgicas del ya mencionado núcleo dorsal del rafe, por lo que resultan afectadas también otras áreas cerebrales, así como vasos del SNC. En las substancias lisurida, metisergida, pizotifén y propanolol existe incluso una correlación entre la dosis activa y la dosis clínicamente eficaz, que en el caso lisurida es extremadamente baja (3 x 0,25 mg/día). Grandes series de estudios a doble ciego comparando con placebo, metisergida y pizotifén corroboran la buena actividad, y, sobre todo, también la tolerancia de lisurida en esta indicación (veáse resumen[8]).

La gran afinidad de lisurida por los receptores de la dopamina es quizá la base de que lisurida se concentre en el lóbulo anterior de la hipófisis, y de que disminuya la secreción de prolactina de forma mantenida durante largo tiempo en todas las especies investigadas hasta ahora. Esta disminución dopaminérgica de la liberación de prolactina mediante lisurida se emplea terapéuticamente en el tratamiento de todas las formas de hiperprolactinemia y de sus consecuencias clínicas, aunque el efecto de descenso de prolactina por lisurida es totalmente independiente de la causa de la hiperprolactinemia. Mediante lisurida se antagonizan favorablemente tanto el efecto inductor de la actividad de la prolactina sobre la glándula mamaria como la acción inhibidora de esta hormona sobre las gónadas, y desde luego, en ambos sexos (Tablas 2 y 3).

Cuando la hiperprolactinemia es manifestación de un adenoma de hipófisis secretor de prolactina, se consigue mediante lisurida, así como mediante otros agonistas de la dopamina, una rápida disminución de tamaño del tumor, y una mejoría de los síntomas provocados por la presión que produce (cefaleas, trastornos de la visión); es decir, una disminución de las células del adenoma conduce a una disminución del tamaño del tumor en conjunto. Junto a esto hay que observar que el prolactinoma puede crecer de nuevo tras la interrupción de la terapia con agonistas de

Glándula mamaria:
tras embarazo:
— interrupción primaria (galactogénesis)
— disminución de la acumulación láctea postpartal
— evitación y supresión de mastitis
— interrupción secundaria (galactopoyesis)

Otros:
— tratamiento de la galactorrea
— tratamiento de mastitis
— mejoría sintomática de la mastopatía quística y mastodinia (p. ej., en el síndrome premenstrual)

Ovario:
— restitución de la secreción de progesterona y de la síntesis de estradiol
— tratamiento de la amenorrea y de otros trastornos del ciclo
— normalización del ciclo ovulatorio
— normalización de la fertilidad

Tabla 2 Consecuencias de la disminución de prolactina por la acción de lisurida en la mujer.

I disminución de la función de la glándula mamaria
→ supresión de la galactorrea
→ ¿supresión de la ginecomastia?

II restablecimiento y normalización de la síntesis esteroidea de las gónadas
→ mejoría o normalización de la líbido
→ mejoría o normalización de la potencia
→ mejoría o normalización de la fertilidad

Tabla 3 Consecuencias de la disminución de prolactina por la acción de lisurida en el hombre.

la dopamina, sobre todo bajo la influencia de los estrógenos durante un embarazo propiciado por esta terapia, por lo que en esta situación hay que prestar la máxima vigilancia y atención. Cuanto más larga es la realización del tratamiento con agonistas de la dopamina a lo largo de los años, tanto más aumenta la probabilidad de llegar a una normalización total[5].

El restablecimiento del ciclo ovulatorio durante el tratamiento de la hiperprolactinemia hace esperable también la normalización de la fertilidad. Un análisis interno de más de 1.500 embarazos, producidos en relación con un tratamiento con lisurida, no ha establecido ningún indicio de influencia negativa sobre la evolución y resolución de estos embarazos, y ha descartado resultados negativos en los estudios con animales de experimentación sobre la toxicología de lisurida en la reproducción en ratones, ratas, conejos y cobayas. No obstante, como medida general de precaución se sigue recomendando la interrupción del tratamiento con lisurida tan pronto como se haya constatado la existencia de embarazo.

Mientras la aplicación de lisurida como disminuidor de los niveles de prolactina constituye una terapia estándar en endocrinología desde hace ya mucho tiempo, el amplio uso de lisurida en la terapia del Parkinson, cuyos síntomas se producen por una carencia de dopamina en los ganglios basales, es más reciente. Al contrario que para la terapia de la hiperprolactinemia, la terapia de la enfermedad de Parkinson evoluciona cada vez más hacia formas de tratamiento combinado, ya que aquí las altas dosis aplicadas en todas las terapias dopaminérgicas activan el sistema dopamínico por diversos mecanismos, pudiendo así desencadenar efectos secundarios más fuertes.

En la tabla 4 se enumeran los diversos efectos dopaminérgicos que pueden aparecer durante la aplicación de los respectivos preparados en el tratamiento de la enfermedad de Parkinson. Para su aplicación práctica, es importante saber cuáles de estos efectos, en tratamientos prolongados y a pesar de aumentos de dosis, desarrollan efectos secundarios y tolerancia (por ejemplo, náuseas, hipotonía, aumento de la GH), y los que a la larga pueden incluso aumentar en casos de administración prolongada. Esta distinción es importante porque la terapia dopaminérgica debe ser dosificada individual y paulatinamente según su eficacia y, sobre todo, según su tolerancia.

Otra característica de diferenciación entre los mencionados efectos es su antagonismo mediante la domperidona. Este fuerte antagonista de la dopamina pasa mal la barrera hematoencefálica, con lo que la acción antiparkinsoniana de los preparados dopaminérgicos no resulta influenciada, pero en cambio puede disminuir los efectos secundarios desencadenados a nivel de receptores de la dopamina fuera de la barrera hematoencefálica. Así, bajo protección con domperidona, es posible un aumento más rápido de las dosis y lograr precozmente la eficacia, si el caso lo requiere. En caso de aparición de efectos secundarios, como hipotonía ortostática, que para los pacientes y sus familiares pueden ser muy impresionantes, la inyección de 25 mg de sulpiride i.m. se ha mostrado muy eficaz por su rápido efecto, aunque puede reducir el efecto antiparkinsoniano. Por lo demás, los efectos secundarios se obvian si se dosifica paulatina e individualmente.

Un motivo por el que en la enfermedad de Parkinson debe ajustarse la dosis individualmente estriba en la diferente disponibilidad biológica individual de todas las terapias dopaminérgicas. En este sentido, lisurida es algo más favorable que otros agonistas de la dopamina, mientras que en el caso de la L-Dopa, por ejemplo, se conocen numerosos problemas farmacocinéticos (véase contribución de Suchy, en este libro).

Cuando se reflexiona sobre estos problemas se comprenden las dificultades que debieron encontrar los primeros neurofarmacólogos al desarrollar esta terapia. Posiblemente haya contribuido que el grupo de W. Birkmayer ya administró muy tempranamente L-Dopa también por vía i.v. Sin duda, sólo desde la combinación terapéutica con un inhibidor periférico de la decarboxilasa, que también propugnó el mencionado grupo, ha sido posible una amplia terapia con L-Dopa, y de hecho, los preparados actuales de L-Dopa deberían ser comparados, a este respecto, con la combinación agonista de dopamina + domperidona, si se plantea la cuestión de la frecuencia de efectos secundarios.

Tabla 4. Efectos dopaminérgicos en el tratamiento del Parkinson

Acción dopaminérgica central. Efectos	Localización	sensibilidad a la domperidona	en tratamiento oral prolongado
Disminución de prolactina Disminución de GH en la acromegalia	células HVL, PRL y GH	+ +	*sin cambios*
Aumento de GH en individuos sanos Disminución de la TSH aumentado por acción de la TRH	hipotálamo	+ +	rápida tolerancia (días)
Hipotonía ortostática	bulbo raquídeo	+ +	rápida tolerancia (excepto disautonomía)
Náuseas, vómitos	bulbo raquídeo (CTZ)	+ +	rápida tolerancia (días-semanas)
Disminución del tono simpático	diencéfalo (AII)-médula espinal	+ +	rápida tolerancia (días-semanas)
Dolor de cabeza	?	—	rápida tolerancia (días-semanas)
Sedación	? (¿D2 presinápticos?)	—	rápida tolerancia (días-semanas)
Acción antiparkinsoniana	ganglios basales (nigroestriado)	—	*sin cambios*
Discinesias*	ganglios basales	—	creciente** (meses-años)
Psicosis*	córtex (¿sistema límbico?), mesocortical y mesolímbico	—	creciente**

* especialmente en Parkinson y altas dosis
** en enfermedad crónica con tratamiento prolongado

Las altas dosis, la estabilidad lábil y la poca solubilidad han impedido una aplicación terapéutica de la L-Dopa parenteral, si bien algunos estudios aislados han aportado conocimientos científicos muy valiosos. Sólo con la gran actividad de lisurida y su buena solubilidad, fue posible comprobar una terapia dopaminérgica parenteral de base más amplia[3,16]. Además, se evita la variabilidad de la disponibilidad biológica, puesta de manifiesto en la administración oral.

Tras la inyección intravenosa o subcutánea de un bolus de lisurida, aparecen, a partir de dosis de 50 μg, efectos secundarios, como vómitos, por lo que es conveniente entonces un tratamiento previo con domperidona.

Junto a la terapia intravenosa con lisurida a corto plazo, por ejemplo, en situaciones de urgencia (véase la colaboración de Bass et al, en este libro), o pre y postoperatoriamente, lisurida puede también ser aplicado por perfusión s.c. continua, según señaló por primera vez el grupo de J.A. Obeso. En esta forma de terapia se alcanzan efectos dopaminérgicos esencialmente más fuertes, incluso en casos de enfermedad de Parkinson muy evolucionados, porque ciertos efectos secundarios, como por ejemplo vómitos, no están correlacionados con una concentración plasmática absoluta de lisurida, sino que dependen de la velocidad de flujo.

Los primeros resultados de esta forma de terapia y sus fundamentos se publicaron en una recopilación[12], siendo de esperar sucesivas mejoras en el futuro. Puesto que en algunos pacientes tratados durante tres o más años con perfusión s.c. de lisurida no se señaló ningún empeoramiento motor, se discute, incluso, si una estimulación dopaminérgica continuada (contrariamente a las oscilaciones del nivel plasmático de L-Dopa en la terapia oral) puede evitar la aparición, o el empeoramiento, de fluctuaciones.

Actualmente, la terapia que puede llevarse a cabo con perfusión s.c. de lisurida a muy altas dosis ha constatado que la amplitud terapéutica de las terapias dopaminérgicas en parkinsonismos avanzados es cada vez más pequeña, y que en parte de los pacientes aparecieron alucinaciones y psicosis reversibles, como es bien conocido en todas las terapias dopaminérgicas. Por este motivo, los criterios para esta clase de estudios son actualmente muy difíciles de determinar, y es imprescindible informar claramente a los pacientes y a sus familiares de esta posibilidad, así como también de los síntomas de alarma (por ejemplo, pesadillas nocturnas, sueños diurnos, trastornos del ritmo del sueño). Por eso se recomienda interrumpir durante la noche la perfusión s.c. continua, con lo que se consigue reducir al mínimo la frecuencia de los efectos secundarios psíquicos. Alternativamente, la búsqueda debe centrarse en los antagonistas centrales de la dopamina, pero teniendo en cuenta que no empeoren la enfermedad fundamental; a este respecto hay que contar, por ejemplo, el neuroléptico atípico Clozapina, y también el derivado de lisurida, Tergurida. Finalmente, en otro derivado de lisurida, la Bromergurida, se han señalado efectos antipsicóticos en el hombre, por lo que existe la esperanza de encontrar substancias más selectivas que no interfieran con los sistemas motores dopamínicos, o incluso los activen, y que, por el contrario, no activen, o incluso bloqueen, los sistemas mesocorticales y mesolímbicos.

El potencial clínico de estos derivados de lisurida, entre los cuales Tergurida es muy bien tolerado, ha sido probado en estudios a doble ciego, así como los conocimientos que se han deducido de la acción parenteral de lisurida, son, junto a la introducción de lisurida como la forma terapéutica dopaminérgica más activa en relación a su dosificación, resultados de nuestras investigaciones llevadas a cabo durante largos años en el campo de la dopamina, las cuales pueden servir como modelo y estándar para futuras realizaciones.

Bibliografía

[1] Bittkau, S., H. Przuntek: Chronic s. c. lisuride in Parkinson's disease – motor performance and avoidance of psychiatric effects. J. Neural Transm., Suppl. **27** (1988) 35–54.

[2] Calne, D., R. Horowski, R. J. McDonald et al. (eds.): Lisuride and Other Dopamine Agonists. Raven Press, New York 1983.

[3] Dorow, R., K.-J. Gräf, B. Nieuweboer et al.: Intravenous lisuride: a new tool for testing responsiveness to dopaminergic agonists and neuroendocrine function. Acta Endocrinol. (Kbh.) **94**, Suppl. 234 (1980) 9 (Abstract).

[4] Gessa, G. L.: Agonist and antagonist actions of lisuride on dopamine neurons: electrophysiological evidence. J. Neural Transm., Suppl. **27** (1988) 201–210.

[5] Gopinathan, G., R. Horowski, I. H. S. Suchy: Lisuride pharmacology and treatment of Parkinson's disease. In: D. B. Calne (ed.): Handbook of Experimental Pharmacology: Drugs for the Treatment of Parkinson's disease. Springer Verlag Heidelberg. In press.

[6] Horowski, R.: Differences in the dopaminergic effects of the ergot derivatives bromocriptine, lisuride and d-LSD as compared with apomorphine. Eur. J. Pharmacol. **51** (1978) 157–166.

[7] Horowski, R.: Dopaminagonisten bei Morbus Parkinson – neue pharmakologische und klinische Erkenntnisse, Entwicklungen und Probleme. Akt. Neurol. **11** (1984) 167–172.

[8] Horowski, R., H. Wachtel, R. Dorow: Dopamine as a deuteragonist in migraine: implications for clinical pharmacology of dopamine agonists. In: W. Winlow, R. Markstein (eds.): The Neurobiology of Dopamine Systems, pp. 415–426. Manchester University Press.

[9] Jackson, D. M., O. F. Jenkins: Hypothesis: Bromocriptine lacks intrinsic dopamine receptor stimulating properties. J. Neural. Transm. **62** (1985) 219–230.

[10] Kehr, W.: Effect of lisuride and other ergot derivatives on mono-aminergic mechanisms in rat brain. Eur. J. Pharmacol. **41** (1977) 261–273.

[11] Kehr, W., W. Speckenbach: Effect of lisuride and LSD on monoamine synthesis after axotomy or reserpine treatment in rat brain. Naunyn-Schmiedeberg's Arch. Pharmacol. **301** (1978) 163–169.

[12] Obeso, J. A., R. Horowski, C. D. Marsden (eds.): Continuous stimulation in Parkinson's disease. J. Neural Transm., Suppl. 27 (1988). Springer Wien.

[13] Raskin, N. H., O. Appenzeller: Kopfschmerz. Gustav-Fischer-Verlag, Stuttgart 1982.

[14] Rogawski, M. A., G. K. Aghajanian: Response of central monoaminergic neurons to lisuride: comparison with LSD. Life Sci. **24** (1979) 1289–1298.

[15] Scholz, E., J. Dichgans: Treatment of drug-induced exogenous psychosis in Parkinson's disease with Clozapine and Fluperlapine. Eur. Arch. Psychiatr. Neurol. Sci. **235** (1985) 60–64.

[16] Suchy, I., R. Horowski: Use of ergot derivative lisuride in Parkinson's disease. In: R. G. Hassler, J. F. Christ (eds.): Advances in Neurology, Vol. 40, pp. 515–521. Raven Press, New York 1984.

[17] Walters, J. R., M. D. Baring, J. M. Lakoski: Effects of ergolines on dopaminergic and serotonergic single unit activity. In: K. Fuxe, D. B. Calne (eds.): Dopaminergic Ergot Derivatives and Motor Function, pp. 207–221. Pergamon Press, Oxford 1979.

[18] White, F. J.: Comparative effects of LSD and lisuride: Clues to specific hallucinogenic drug actions. Pharmacol. Biochem. Behav. **24** (1986) 365–379.

Resumen de la discusión

Przuntek: ¿No se puede elaborar un preparado retard ya que la velocidad de flujo de lisurida produce náuseas? Esto facilitaría notablemente la terapia. Schneider, Frankfurt y otros autores dan la Dopa, a ser posible, una hora antes de la comida, recomiendan la toma de lisurida con la comida, lo que hace la vida muy pesada a los pacientes de Parkinson.

Horowski: El problema estriba en que cada retraso parece reducir la disponibilidad biológica. En pacientes de Parkinson en fases precoces de la enfermedad, quisiera no ver problemas con la toma de L-Dopa a la hora de la comida. El problema es la comida, abundante y rica en albúmina, porque entonces en el cerebro pueden concurrir otros aminoácidos neutros con la toma de L-Dopa. Otra posibilidad es dar domperidona previamente; y aún otra posibilidad, de hecho establecida por el uso clínico, es la dosificación muy cuidadosa. En nuestras investigaciones con la terapia de perfusión hemos observado que los efectos secundarios no dependen del nivel plasmático, sino de la velocidad de flujo. A pesar de un nivel plasmático muy alto, mantenido durante un largo período en perfusión subcutánea, sólo inicialmente aparecieron náuseas y vómitos.

Mertens: Lisurida logra sus efectos, incluso cuando se administran antagonistas, como p. ej. Peridole. ¿No resulta, pues, una nueva indicación? Lisurida parece tener también efectos secundarios desfavorables, y ejercer efectos psicóticos. ¿Existen nuevas experiencias sobre si, eventualmente, se obtienen resultados favorables bajo terapia combinada?

Horowski: En casos de intoxicaciones por neurolépticos, lisurida puede, merced a su alta afinidad por los receptores, y con ventaja sobre otros preparados agonistas de la dopamina o substancias dopaminérgicas, neutralizar su efecto. Quizá aquí se dan indicaciones, aunque no en los transtornos extrapiramidales en el sentido de una esquizofrenia, lo cual es de temer en estos pacientes, que mediante la terapia dopaminérgica empeora la psicosis. Actualmente se discute hasta qué punto son controlables las psicosis mediante substancias como Clozapina. Estudios sobre esto están actualmente en preparación.

Weisner: Señor Riederer, usted mostró un esquema sobre la acción del Fe^{2+} sobre la tirosinhidroxilasa. Este esquema ha sido aplicado ya por Birkmayer, y ¿cómo hay que interpretar el aumento de la concentración intracerebral de Fe^{2+}, el cual debe transformarse muy rápidamente en Fe^{3+}? ¿Se produce en verdad una reacción, o es de esperar un aumento de su concentración?

Riederer: Yo creo que el mecanismo de la terapia del hierro no está aclarada. Posiblemente el oxiferriscorbone tiene algún efecto sobre la tirosinhidroxilasa, aunque primariamente sobre la tirosinhidroxilasa periférica en la médula suprarrenal. Se puede señalar que bajo terapia con hierro los metabolitos del metabolismo de las catecolaminas, como, por ejemplo, el ácido homovanilínico, aumentan significativamente. Otra cuestión es si en verdad existe la posibilidad de que el hierro llegue al cerebro. En esto hay discrepancias, sobre si en el cerebro existe el suficiente hierro, como han demostrado no solamente investigaciones bioquímicas postmortem, sino también estudios mediante RMN. En la zona del cuerpo nigroestriado hay elevadas concentraciones de hierro. Más bien la sospecha es si un nuevo aporte de hierro aumenta sólo en un porcentaje muy pequeño, si es que realmente se produce dicho aumento en el cerebro, a través de la barrera hematoencefálica. Debería aceptarse la posibilidad existente de que este hierro afecte a los compartimientos intracerebrales deficitarios en él, lo cual no puede ponerse de manifiesto mediante exploraciones MRI ni con estudios postmortem. Considero esta posibilidad como muy poco probable. Estudios clínicos de Birkmayer, Danielczyk y de la señora Ulm han señalado que esta terapia tiene resultados muy diferentes. Birkmayer tiene muy buenos resultados en el 22 %, resultados aceptables en el 40 % y ninguna respuesta terapéutica en el resto de los pacientes. Danielczyk dijo una vez que el hierro no es ningún medio antiparkinsoniano clásico. Tonifica y activa al hombre, y seguramente es eficaz en pacientes con anemia ferropénica.

Fischer: En el simposio sobre Parkinson de Frankfurt hubo prácticamente unanimidad sobre la conveniencia, en primer lugar, de recopilar nuevas experiencias clínicas en la terapia con hierro, para ver qué efectos pueden objetivarse clínicamente, en qué período de tiempo y en qué grupo de pacientes. A este respecto, si un efecto se pusiera de manifiesto en sólo un grupo determinado de pacientes, habría que preguntarse de nuevo, cómo puede explicarse eso, incluso a nivel teórico. La sencilla conclusión derivada de los resultados terapéuticos de la substitución de una carencia de hierro me parece obsoleta.

Riederer: Nosotros hemos hecho investigaciones in vitro con diversos preparados de hierros y ciertamente son, a altas concentraciones, muy buenos inhibidores de la MAO.

Weisner: Yo confiaría en que la tirosinhidroxilasa fuera altamente activa, mientras que a su concentración, es baja. ¿Cómo se puede aumentar su actividad mediante el hierro?

Riederer: Se puede aportar hierro in vitro y aumentar todavía la actividad de la hidroxilasa. La tirosinhidroxilasa es sensible a tales estímulos exógenos. Si bien cuando se añade tetrahidrobiopterina o preparados de hierro, o cuando se aumenta la oxigenación, se pueden lograr aún aumentos de la actividad. No puedo decir si el enzima queda en condiciones óptimas de actividad añadiendo hierro, tetrahidrobiopterina y oxígeno, poseyendo ya así su actividad óptima y sin capacidad de aumentarla. Muchas de estas investigaciones son practicables sólo in vitro.

Przuntek: Es deseable un aumento de tirosinhidroxilasa en los pacientes de Parkinson? O por el contrario ¿sería mejor disminuir la tirosinhidroxilasa, y que la terapia incluyera, después de o junto a la dopa, dopaminérgicos?

Riederer: Creo que es conveniente un aumento de la actividad de la tirosinhidroxilasa, para seguir disminuyendo el aporte de dopa y fomentar su síntesis endógena. Con ello, existiría simultáneamente la posibilidad de que los mecanismos «feedback», que probablemente entonces funcionarían de nuevo mejor, condujeran a un sistema neuronal funcionante, en el que clínicamente quizá hubiera menos efectos «on-off», y menos fluctuaciones. Me parece que precisamente los efectos «on-off» y las fluctuaciones pueden relacionarse directamente con un defecto de la regulación «feedback», que es subsanado constantemente mediante el aporte de dopa.

Weisner: Se ha dicho que, por lo menos teóricamente, con lisurida debería ser suficiente, por lo que debería poderse prescindir de la dopa en la terapia del Parkinson. Nuestra experiencia es que pacientes afectos de síndrome neuroléptico maligno salen adelante con monoterapia a dosis muy altas y administración intravenosa de hasta 6 mg/día. Nosotros mismos, incluso en administración subcutánea, no podemos solucionar completamente el problema de pacientes de Parkinson sin dopa. ¿Podría ser, en analogía con la experimentación animal, que la respuesta al tratamiento de los pacientes de Parkinson fuera distinta a la de los ratones afectos de Parkinson?

Horowski: Sí, existe esa diferencia, que viene a aclarar, por qué lisurida es eficaz en ciertos síndromes neurológicos, y la bromocriptina no. Pero también vemos que una buena parte de los pacientes necesitan, por lo menos, una pequeña cantidad de L-Dopa exógena. Esto corrobora su experiencia, pero no sabemos por qué esto es así. Una explicación verosímil es que los receptores D1 estén involucrados en este mecanismo; de lo cual yo no estoy convencido. Actualmente, una terapia combinada es seguramente más eficaz, no solamente en fases precoces de la enfermedad, sino también cuando se trata a pacientes en fases avanzadas, por vía parenteral.

Schneider: Se hicieron interesantes observaciones en pacientes con intoxicaciones por MPTP; a este respecto se ha señalado que la L-Dopa es la única substancia verdaderamente eficaz, y que la bromocriptina y la amantadina no tienen ninguna acción en estos casos. ¿Hay comunicaciones al respecto, sobre si lisurida tiene aquí algún efecto?

Horowski: En la primera publicación importante sobre este tema, se mencionan dos pacientes con tan grave sintomatología parkinsoniana, que necesitaron no sólo L-Dopa, sino aporte adicional de lisurida. Esto indica que, al menos aquí, lisurida fue eficaz. No tenemos otras experiencias.

Birnberger: ¿Cómo se mide con exactitud el grado de denervación? ¿Puede decirse con propiedad cómo actúan la enfermedad fundamental y una terapia con dopa sobre el número de receptores de la dopa?

Riederer: El grado de denervación se mide por métodos neuropatológicos, mediante los cuales se cuantifica y se valora histológicamente la pérdida de células. La investigación se realiza en los mismos estudios de la autopsia, así como las determinaciones bioquímicas. Mediante el aporte de dopa a altas dosis disminuye primariamente el número de enlaces. Se supone la existencia de una regulación de densidad de enlaces, la llamada down-regulation, sobre todo con altas dosis de dopa, y su combinación con agonistas dopaminérgicos a alta concentración. Eventualmente se produce un bloqueo de la receptividad, y en estas circunstancias el receptor no reacciona en absoluto ante ningún estímulo. Por lo tanto, pienso que es mejor dar varios medicamentos simultáneamente y a dosis relativamente más bajas. Con ello se alcanzan quizá varios compartimentos, por ejemplo, un compartimento presináptico primario con dopa, y mediante la asociación de inhibidores de la MAO y lisurida, cada medicamento puede disminuir su dosificación. Así, el perfil de actuación queda repartido entre todo el sistema, y no se concentra especialmente en un determinado mecanismo bioquímico.

Müller: ¿Tienen una relación lineal la dosis y la actividad locomotriz?

Wachtel: Nosotros hemos ensayado con dosificaciones de menos de 25 microg/kg, y también hemos observado una ligera disminución inicial, es decir, una evolución bifásica. A partir de una dosis de 100 microg/kg se puede decir que el efecto presináptico está claramente sobrepasado por el efecto postsináptico. Parecen jugar aquí un papel tanto la sensibilidad aumentada de los receptores presinápticos a lisurida, como un fenómeno cinético. En un rápido flujo con altas dosis se observa inmediatamente la acción postsináptica; luego aquí hay dos cosas involucradas.

Comprobación clínica de la terapia oral con lisurida en la enfermedad de Parkinson

B. Frieling

Introducción

Lisurida es un derivado semisintético del cornezuelo de centeno de la serie de la 8-α-ergolina. Por sus múltiples propiedades farmacológicas (supervisado por Horowski y Wachtel en este libro), tiene su significación en la práctica clínica de la enfermedad de Parkinson, casi exclusivamente en su fuerte acción sobre los receptores de la dopamina en el cuerpo estriado. Como en todos los nuevos medicamentos, se practicaron, tras la conclusión de las caracterizaciones farmacológicas, múltiples estudios clínicos con lisurida, como, por ejemplo: estudios sobre dosificación adecuada, en los que la dosis de lisurida se fue aumentando hasta la aparición de efectos secundarios; estudios a doble ciego controlados contra placebo, L-Dopa, bromocriptina y pergolida; así como estudios abiertos de casos control, en los que los resultados de los estudios controlados fueron comprobados en grandes colectivos y durante largo período de tiempo.

La sintomatología de Parkinson se valoró, como es habitual, según las diversas escalas clínicas de valoración, como por ejemplo Escala Birkmayer-Neumayer (BNS), Webster Rating Scale (WRS), Columbia University Rating Scale (CURS), New York University Disability Scale (NYU), Northwestern University Disability Scale (NUDS), Kings College Hospital Scale (KCH). Estas diversas escalas determinan diferentes aspectos y síntomas, por lo que no son absolutamente superponibles, aunque la impresión predominante es que con estas escalas se puede valorar con más exactitud la impresión clínica de conjunto que con medidas objetivas de manifestaciones motoras aisladas, por lo que en las comprobaciones con lisurida se practicaron muy pocas veces. Las fluctuaciones de la motilidad y las discinesias se valoraron de forma especial, ya que éstas no pudieron ser captadas con exactitud mediante las escalas antes mencionadas [11,22,34].

A continuación se analizan minuciosamente algunos importantes estudios, y concluimos con una valoración resumida de los resultados generales de la comprobación clínica de lisurida en la terapia oral de la enfermedad de Parkinson.

La actividad clínica antiparkinsoniana de lisurida fue descrita por primera vez por Schachter et al [52,53]. En 10 pacientes de Parkinson con gran invalidez (estadio III a V de la clasificación de Hoehn y Yahr), de edades comprendidas entre 50 y 71 años, se probó si era factible substituir la bromocriptina por lisurida. Al comienzo del estudio el promedio de dosis de L-Dopa era de 920 mg, y el de bromocriptina de 45 mg. La lisurida fue aumentándose escalonadamente a razón de 0,2 mg diarios, y la bromocriptina reducida a razón de 5 mg. En la fase inicial, 30 minutos antes de cada toma, se administraron 20 mg de domperidona (un antagonista periférico de la dopamina) como antiemético, para evitar las náuseas. Después de que la bromocriptina fuera completamente substituida por una dosis media de 2,6 mg de lisurida, la puntuación de incapacidad se había reducido de 14 a 11,5. En la mitad de los pacientes también habían mejorado las discinesias. Tras el sucesivo aumento de la dosis de lisurida hasta una media de 3,5 mg (1,2-4,8 mg) y una reducción de dosis de L-Dopa a una media de 710 mg, se logró una ligera evolución de la mejoría, que duró más de 9 meses. La causa de la limitación de la dosis fue la aparición de efectos secundarios sobre todo de naturaleza gastrointestinal y de tipo neuropsiquiátrico. Ligeros descensos de la tensión arterial produjeron sintomatología clínica en un solo paciente.

Por su parte, Gopinathan et al [16] realizaron una comparación a doble ciego, en la que se sometió a 20 pacientes en edades comprendidas entre 19 y 73 años, con una duración media de la enfermedad de 8,2 años, a un tratamiento antiparkinsoniano convencional (una media de 858,5 mg de L-Dopa), que se mantuvo constante durante toda la investigación. Se añadió lisurida en una dosis que se fue aumentando gradualmente durante 30 días, hasta que aparecieron efectos secundarios, o hasta que voluntariamente se alcanzó el límite determinado en 5 mg/día. A continuación siguió una fase placebo de 10 días de duración. En los pacientes que acabaron el estudio (dos se excluyeron por demencia) el promedio de la dosis diaria fue de 4,65 mg. Al contrario que en la fase placebo, se registró una significativa mejoría clínica, tanto en la escala general de la Columbia University Rating Scale (CURS) como en síntomas aislados: acinesia, rigidez, actitud corporal, habilidad manual, expresión facial y expresión verbal. Las mediciones objetivas de la función motora (tiempos de reacción y de movilidad) muestran así mismo una mejoría. Como efectos secundarios aparecieron síntomas gastrointestinales en 8 pacientes, sensación de vacío en la cabeza en 11 pacientes, somnolencia en 9 y síntomas psicopatológicos en 6 pacientes, aunque aquí hay que considerar que la dosis se aumentó muy rápidamente.

Con respecto a la acción de la dosis de lisurida en combinación con L-Dopa, Agnoli et al [1] realizaron un estudio comparativo abierto con la bromocriptina. Catorce pacientes en edades comprendidas entre 53 y 72 años, con una duración media de la enfermedad de 4 a 10 años, tenían enfermedad de Parkinson evolutiva (estadio III y IV de la clasificación de Hoehn y Yahr), con descenso de la acción de la L-Dopa, pero sin fluctuaciones de la motilidad. A lo largo de 20 días se fue aumentando la dosis de lisurida o de bromocriptina, hasta alcanzarse la máxima dosis activa, pero todavía tolerable. Se observó que la combinación de bromocriptina, o de lisurida, con L-Dopa conduce a una mejoría, dependiente de la dosis, de todos los síntomas cardinales de la enfermedad de Parkinson. Después de 3 meses de efectos inmodificados, la dosis de lisurida estaba, en un caso en 2 mg, en 3 casos 3 mg y en el resto de los casos en 4 mg. La medicación complementaria debía permanecer invariable durante todo el estudio. En principio el efecto de ambos agonistas de la dopamina era semejante, aunque bajo la terapia con lisurida se apreció una tendencia algo mayor a la mejoría (Fig. 1). Los efectos secundarios que obligaron a limitar la dosis de lisurida fueron sobre todo náuseas y vómitos, mientras que en el caso de la bromocriptina fueron, por regla general, psicosis e hipotensión ortostática.

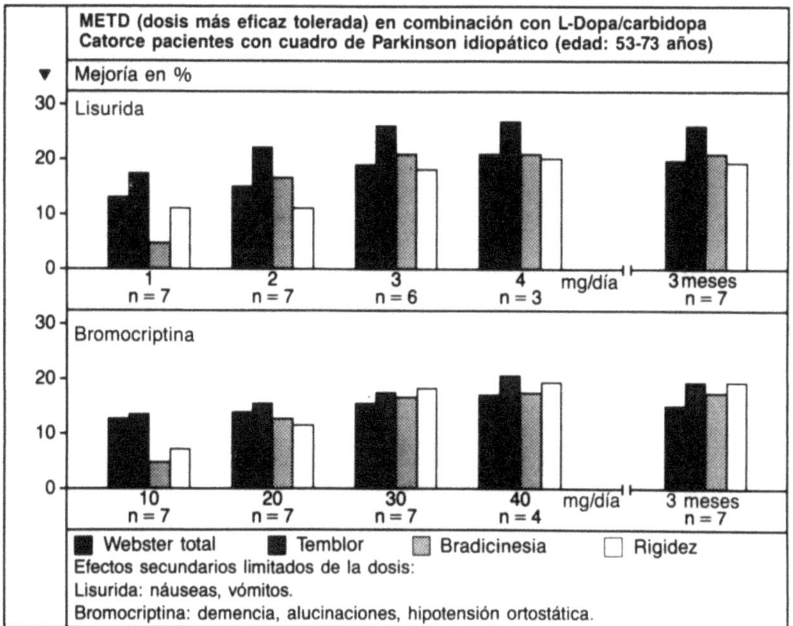

Según Agnoli et al. 1983

Fig. 1 En combinación con L-Dopa lisurida muestra una clara actividad, dependiente de la dosis, sobre todos los síntomas cardinales de la enfermedad de Parkinson 1.

A dosis demasiado altas ambas substancias producen además discinesias. Investigaciones parecidas, algunas de ellas sin aportación simultánea de L-Dopa, de Ruggieri et al [49] produjeron en principio resultados semejantes.

La influencia de la duración de la enfermedad sobre la acción de lisurida fue investigada por Birkmayer y Riederer[2]. Los pacientes con una evolución maligna de la enfermedad, es decir, con mala respuesta a la L-Dopa, y rápidamente progresiva, mostraron, tanto bajo tratamiento con sólo L-Dopa, como bajo tratamiento combinado con lisurida y L-Dopa, sólo una mínima mejoría de la sintomatología de Parkinson, en el 10 % de los pacientes en cada caso. En los casos con parkinsonismo «benigno», que respondieron bien a la L-Dopa, el aporte adicional de lisurida (0,6-1,2 mg/día) condujo a una nueva mejoría de la sintomatología de Parkinson entre el 21 y el 26 %, independientemente de la duración de la enfermedad (5-20 años). Al mismo tiempo, la combinación L-Dopa + benserazida se pudo reducir al 30 y hasta el 40 %, y disminuyeron, o desaparecieron completamente, las fluctuaciones de la motilidad. Como efectos secundarios aparecieron, principalmente, discinesias, delirio de origen tóxico e hipotensión ortostática. La duración del estudio fue de 12-24 meses.

La acción de lisurida sobre las fluctuaciones de la motilidad fue investigada principalmente por Lieberman et al [30-33]. Los 63 pacientes con Parkinson en estadio III-IV tenían una edad media de 65,2 años. La duración media de la enfermedad fue de 11,3 años; la dosis media de L-Dopa fue de 1.005 mg, y la duración del tratamiento con L-Dopa, de 8,2 años. Lisurida fue instaurada a una dosis oral de 0,1 mg/día, y cada 4 días se aumentó de 0,1 a 0,4 mg, hasta alcanzar la dosis óptima. Bajo una dosis media diaria de 2,6 mg (0,2-5,0 mg) mejoró la sintomatología de Parkinson en la fase *on* en un 34 %. El 59 % de los pacientes mejoraron en un grado en la escala de Hoehn y Yahr.

En los 40 pacientes con fluctuaciones de la motilidad aumentó el número de horas *on* en un promedio del 96 %, de 5,5 diarios a 10,8 horas. Las fases *off* residuales mejoraron de 61,3 puntos a 51,4. Todas las mejorías fueron muy significativas (Fig. 2).

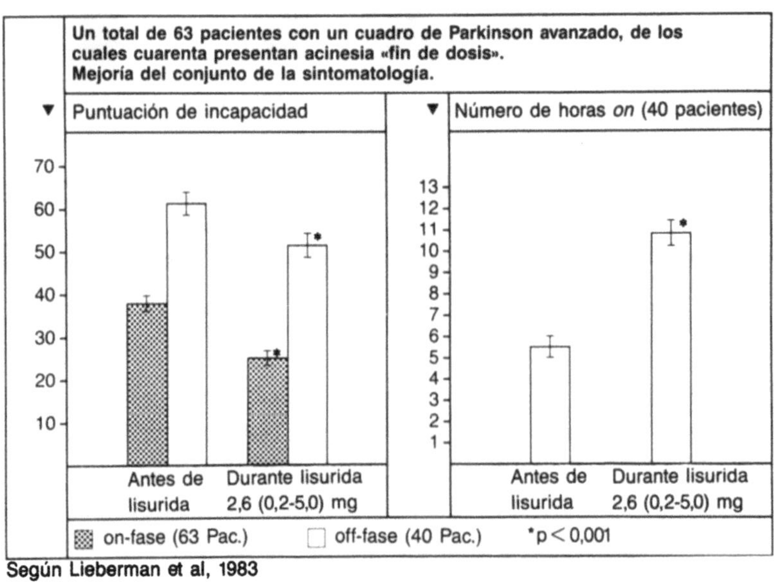

Fig. 2 En la enfermedad de Parkinson avanzada, la combinación de lisurida y L-Dopa conduce a una mejoría significativa de la sintomatología de Parkinson, tanto en las fases *on* como en las fases *off*. El período de buena motilidad *on* casi se duplica 33.

Este resultado es altamente valorado por Lieberman, ya que otras posibilidades terapéuticas habían sido agotadas.

Veinticinco de los pacientes con fluctuaciones de la motilidad habían sido tratados, antes de lisurida, con bromocriptina, la cual tuvo que ser interrumpida en un tercio de los casos por efectos secundarios, y en dos tercios por disminución de su acción, tras un tiempo de tratamiento. Aunque la enfermedad, en el momento de la instauración del tratamiento con lisurida, tenía un promedio de evolución de 3 años, lo que también se refleja claramente en unas peores condiciones iniciales, la mejoría relativa en la NYU —puntuación de incapacidad— era semejante a la obtenida con la bromocriptina. Por el contrario, el número de horas *on* aumentó bajo tratamiento con lisurida en un 128 %, claramente mayor que con la bromocriptina (+33 %) (Fig. 3). Con bromocriptina presentaron psicosis exógenas 11 pacientes, mientras que con lisurida sólo las presentaron 5 de los pacientes. Con respecto a la hipotonía ortostática, la bromocriptina está más relacionada con las discinesias que lisurida[30,32].

Una reflexión comparable de los 25 pacientes, antes o después del tratamiento con lisurida, o con pergolida, no arrojó diferencias significativas entre ambos agonistas de la dopamina[30,33].

Respecto a la pregunta de si la administración adicional de lisurida comporta ven-

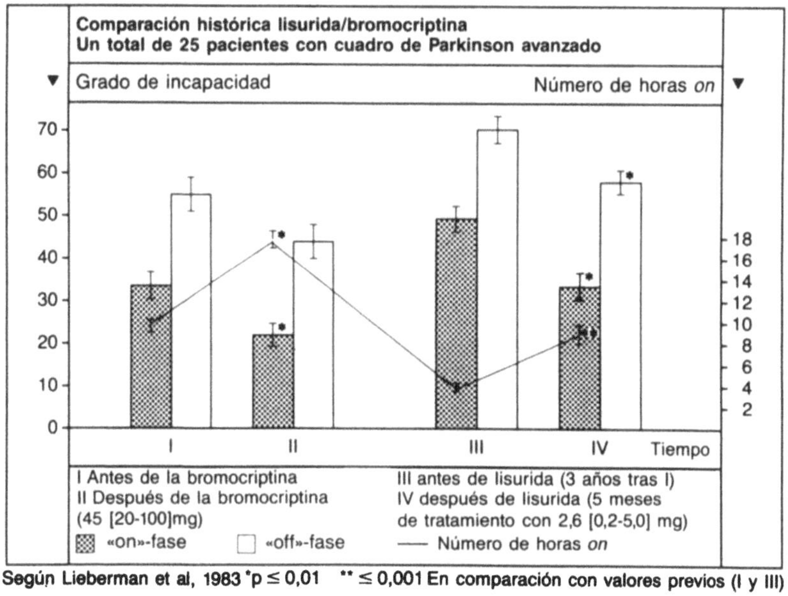

Fig. 3 En pacientes en los que tuvo que suspenderse la bromocriptina a causa de efectos secundarios, o de eficacia insuficiente, lisurida proporciona también una clara y significativa mejora de la sintomatología de Parkinson, tanto en las fases *on* como en las fases *off*. El período de buena motilidad (*on*) por lo menos se ha duplicado 32.

tajas sobre un aumento de la dosis de la medicación basal de L-Dopa, Rabey et al[44] realizaron un estudio en pacientes con enfermedad de Parkinson evolucionada, con disminución progresiva de respuesta a la L-Dopa, sobre fluctuaciones de la motilidad, discinesias o ambas. La administración adicional de 0,4 a 5 mg de lisurida más una dosis constante de L-Dopa de 590 mg arrojó una clara y altamente significativa mejoría de la puntuación CURS en general, así como de las puntuaciones parciales para bradicinesia, rigidez y características de la marcha. En comparación con el grupo tratado con monoterapia de L-Dopa, en el que la dosis de ésta se aumentó de 531 a 788 mg, no se apreció ninguna diferencia. No obstante, se apreciaron claras y significativas ventajas de la combinación de L-Dopa con lisurida en cuanto a la reducción de fases *off* y discinesias (Fig. 4). En 10 pacientes

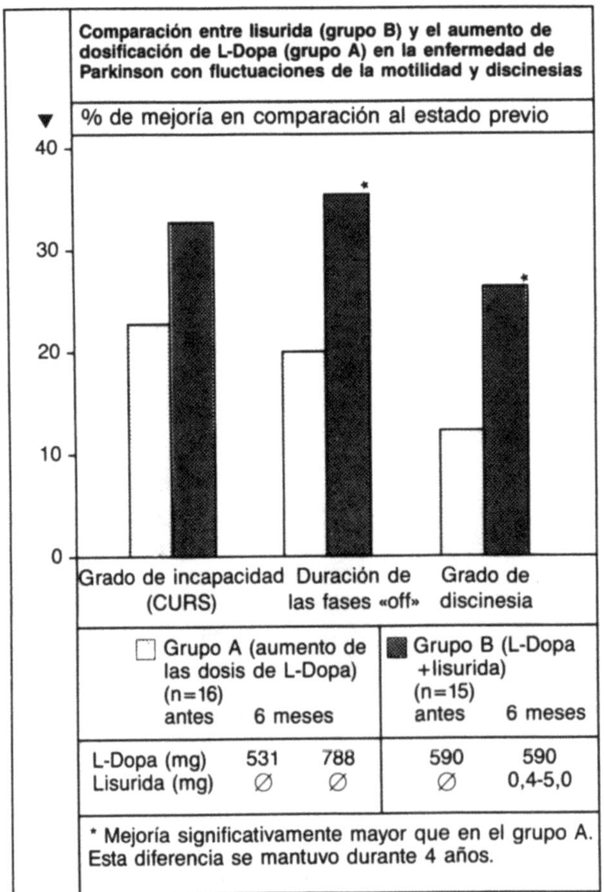

Según J.M. Rabey et al. 1986, 1987

Fig. 4 La combinación de lisurida con L-Dopa muestra, en relación a la reducción de las fluctuaciones de la motilidad y de las discinesias, significativas ventajas con respecto a una terapia con L-Dopa a altas dosis, que también se mantuvieron durante 4 años[43-44].

de cada uno de los grupos, se aplicó el tratamiento durante más de 4 años[43]. También tras este largo período, los resultados en ambos grupos fueron semejantes en cuanto al conjunto de puntuaciones CURS, bradicinesia, rigidez y trastornos de la marcha; no obstante, fue evidente que los pacientes tratados con lisurida, a dosis de 0,6-2,0 mg seguían teniendo menos fases *off* y discinesias que el grupo con monoterapia de L-Dopa.

Por lo tanto, lisurida es el primer, y hasta ahora el único, agonista de la dopamina del que ha podido demostrarse, en un estudio randomizado de 4 años de duración, que mediante la combinación precoz con L-Dopa el riesgo de desarrollo de fluctuaciones de la motilidad y discinesias disminuye clara y muy significativamente, en comparación a un tratamiento con monoterapia de L-Dopa. Este estudio de Rinne[48], así como las amplias experiencias de Ulm[57,58] con más de 200 pacientes, se exponen detalladamente en las siguientes páginas.

Las tablas 1 a 4 contienen una visión general de la metodología y los resultados más importantes obtenidos en los estudios comunicados hasta principios de 1988, sobre la administración oral de lisurida en la enfermedad de Parkinson.

Resumen

En conjunto, la terapia oral con lisurida fue comprobada en más de 900 pacientes. De ellos, más de 700 padecían la enfermedad de Parkinson en grado medio-avanzado, con fluctuaciones de la motilidad y discinesias cada vez menos sensibles a la L-Dopa. En 200 de estos casos la enfermedad de Parkinson era incipiente, y no se había aplicado un largo tratamiento previo con L-Dopa.

Lisurida en la enfermedad de Parkinson avanzada

En pacientes con enfermedad de Parkinson avanzada, fluctuaciones de la motilidad y discinesias, se añadió la mayoría de las veces lisurida al tratamiento antiparkinsoniano previo. Además, según la evolución de las diversas investigaciones, se combinó con todos los medios antiparkinsonianos que iban apareciendo, sin que se hayan producido interacciones sorprendentes. Muchas veces la dosis se aumentó rápidamente de 0,1 mg a 0,4 mg/día. En el 15 % de los estudios, entre los que se hallan precisamente los más antiguos, la dosis media diaria estaba en 3,0-5,0 mg, dosis bastante alta, lo cual conducía a un aumento de los efectos secundarios, que era también causado por el rápido incremento de la dosis. Las dosis más altas que se alcanzaron fueron de 16-17 mg/día[27,29]. En la mayoría de los estudios, sobre todo de los realizados recientemente, la dosis media estaba entre 0,4 y 1,6 mg/día, dividida normalmente en 3 o 4 tomas.

Mientras Lieberman[30,31] y Leiguarda[26] pudieron substituir el tratamiento estándar con L-Dopa por una monoterapia con lisurida a altas dosis, por lo menos durante un corto período de tiempo, sin pérdida de la actividad, otros autores encontraron que la monoterapia con lisurida no era suficientemente eficaz, por lo general, en los casos avanzados de Parkinson, si bien se administró a dosis más bajas[46,52,53]. De ahí que en la mayoría de los estudios se aplicara lisurida en combinación con L-Dopa más un inhibidor de la decarboxilasa. En algunas investigaciones, la dosis de L-Dopa tuvo que mantenerse constante[1,10,16,21,25,35,44,47,49,52,53], pero en otras se pudo disminuir hasta en un 50 %[2,6,20,30,36,46,54,57,58].

En cuanto a la sintomatología de Parkinson, según algunas mediciones con las distintas escalas de valoración, se puso de manifiesto, en la mayoría de estos estudios, una clara mejoría de entre el 20 al 60 %[1,10,16,20,21,26,36,39,44,54,57,58]. Además, mejoraron todos los síntomas esenciales del Parkinson, como acinesia, rigidez, actitud, marcha, habilidad manual, mímica y habla.

En cuanto al temblor, las conclusiones fueron dispares. Mientras algunos de los investigadores afirman que el temblor resulta especialmente mejorado[1,47,49], otros observaron, en comparación con los demás síntomas, sólo una pequeña mejoría[35,44,46,58]. Probablemente estas contradicciones sean debidas a diferencias entre los grupos de pacientes y a la medicación anticolinérgica complementaria, y no a lisurida.

Junto a los excelentes efectos sobre la sintomatología de Parkinson, diversos autores han puesto de relieve la clara reducción de las fluctuaciones de la motilidad, como por ejemplo acinesias fin de dosis y «wearing-off»[2,8,10,14,20,30,33,43,44,51,57,58].

En base a su actividad dopaminérgica, es de esperar de lisurida una disminución de las distonías producidas por una disminución de la estimulación dopaminérgica, así como un aumento de las discinesias, debido a una sobreestimulación dopaminérgica. Según las circunstancias iniciales y la dosificación, se describieron las discinesias como efectos secundarios[1,2,8,25,26,32,49,57]. Por el contrario, en otros casos se produjo una disminución de las discinesias y de las distonías[1,2,8,43,44,51,58]. Según la opinión de algunos autores, este efecto se produce, en parte, por la posible reducción de dosis de L-Dopa mediante el aporte de lisurida. No obstante, se pudo señalar que, además, lisurida tiene un efecto favorable sobre las discinesias[1,41,42]. A diferencia de la bromocriptina, esto también es válido, en casos aislados, para otros síndromes motores extrapiramidales, como la enfermedad de Meige, corea de Huntington, distonías focales, tortícolis, así como diversas formas de mioclonía, en donde las propiedades serotoninérgicas de lisurida acaban jugando también un papel fundamental[5,12,13,24,27,29,37,40].

La acción de lisurida en combinación con la L-Dopa se mantiene durante un largo período de tiempo que alcanza, según los datos conocidos, desde los dos hasta los 4 años[20,30,43,48,51,54]. Por el contrario, con la monoterapia parece llegarse a la taquifilaxis[7,26,31,48], en la que la capacidad de respuesta a la L-Dopa permanece activa[31,48].

Lisurida en el Parkinson incipiente

La mayoría de los aproximadamente 200 pacientes con enfermedad de Parkinson incipiente habían recibido, antes del inicio de los estudios de lisurida, L-Dopa durante corto tiempo, o no la habían recibido. De ahí que muchas veces se ensayara una monoterapia con lisurida[7,23,35,47,50,51,54]. La dosis media estaba, en el 15 % de los estudios de la monoterapia, en 3-4,5 mg, en el 55 % en 1,6-3 mg y en el 30 % restante 0,6-1,6 mg. La sintomatología de Parkinson mejoró en general entre el 20 y el 40 %. Aunque con una monoterapia de lisurida se logró una buena mejoría en casos aislados, en la mayoría de los pacientes el efecto no parece ser tan bueno como con la L-Dopa[47,48]. No obstante, algunos estudios a largo plazo, entre ellos el de Rinne[48], muestran que la combinación terapéutica precoz con lisurida y L-Dopa, frente a una monoterapia con L-Dopa, consigue una mejoría similar de la sintomatología de Parkinson, pero disminuye claramente el riesgo de desarrollo de un síndrome de administración crónica de L-Dopa, con discinesias y fluctuaciones de la motilidad.

Efectos secundarios

Los efectos secundarios descritos para lisurida son cualitativamente semejantes a los de otras substancias dopaminérgicas, como L-Dopa, amantadina y bromocriptina. En lo esencial, son atribuibles a los efectos dopaminérgicos fuera del sistema nigroestriado[55] (ver también aportación de Horowski en este libro).

Las náuseas y los vómitos se desencadenan por la estimulación de los receptores de la dopamina en los quimiorreceptores en la zona central de provocación y en el tracto gastrointestinal, y aparecen, sobre todo, con los aumentos rápidos de la dosis. Habitualmente se desarrolla una tolerancia al cabo de 8-12 semanas, de tal manera que los efectos secundarios pueden evitarse mediante una cuidadosa y paulatina dosificación. Puesto que frente a otros agonistas de la dopamina, como la bromocriptina y, en menor medida, también frente a la L-Dopa, existe una tolerancia cruzada, las náuseas son, en general, más frecuentes en pacientes con Parkinson incipiente que en los casos avanzados. Los antagonistas periféricos de la dopamina, como la domperidona (20-60 mg/día), pueden impedir la aparición de náuseas y vómitos, sin detrimento del efecto sobre la sintomatología de Parkinson[41,42,52,53,55].

La aparición secundaria de sedación o somnolencia al comienzo del tratamiento es frecuente, aunque no muy evidente, habitualmente junto con náuseas o hipotensión, y pueden observarse a veces independientemente. En dos casos de intento de suicidio con lisurida, el principal síntoma fue la somnolencia, que cedió a las 24 horas sin efectos posteriores.

Otro efecto secundario, que aparece sobre todo al comienzo del tratamiento, es una ligera disminución de la tensión arterial. En pacientes parkinsonianos con tensión arterial baja[55], sobre todo si están siendo tratados con dosis altas, esto puede provocar una disregulación ortostática. También aquí, tras algunos meses, se desarrolla generalmente tolerancia, de tal manera que en la mayoría de los estudios la hipotensión no supuso ningún problema. Otros efectos secundarios mucho menos frecuentes fueron dolor de cabeza, mareo, trastornos del sueño, edemas periféricos y aumento de peso. Por último, hay que señalar que los pacientes de Parkinson en fases avanzadas de la enfermedad tienen tendencia a perder peso[44].

Después de un tratamiento de más larga duración pueden aparecer trastornos psicopatológicos, como pesadillas, alucinaciones, paranoia y demencia. La fabulación debe considerarse como un síntoma precoz de psicosis incipiente. Las psicosis exógenas tras tratamientos con lisurida son, la mayoría de las veces, totalmente reversibles a las 24-48 horas de reducción o interrupción de la dosis, aunque pueden, sobre todo en Parkinson avanzado, hacer imposible una dosis suficiente. Se consideran factores de riesgo, la edad avanzada, un cuadro clínico muy instaurado con demencia acompañante u otras alteraciones cerebrales orgánicas (Parkinson-plus), infecciones intercurrentes, deshidratación y episodios semejantes en la anamnesis[17,55]. Estos últimos deberían ser motivo de especial atención, aunque por otra parte también se han descrito casos en los que tras la administración de lisurida aparecieron menos psicosis que bajo la terapia previa[20,32]. (Ulm et al en este libro.)

En general, juega un papel importante la dosis total de medicación dopaminérgica, es decir, no sólo de lisurida, sino también de L-Dopa, amantadina y eventualmente otros agonistas de la dopamina. Así mismo, se sospechó que la medicación combinada con anticolinérgicos podría tener una influencia desfavorable[30]. En relación con la aplicación intravenosa o subcutánea, en los últimos tiempos se ha escrito bastante sobre las psicosis inducidas por lisurida[3,9,15,42,56]. Junto a esto hay que tener en cuenta que se trataba de pacientes gravemente enfermos, y que se alcanzaron niveles plasmáticos de lisurida esencialmente más altos que en la terapia oral. Estas descripciones no pueden extrapolarse, sin más, a las condiciones de la terapia oral[17,18]. (Suchy et al en este libro.)

Hasta ahora no se han descrito signos de fibrosis, como en otros derivados ergotamínicos[4,45], ni se conocen efectos organotóxicos, ni efectos secundarios irreversibles.

Lisurida en comparación con otros agonistas de la dopamina

Estudios comparativos con los agonistas de la dopamina bromocriptina[1,7,8,14,21,28,32,47,49,53] y pergolida[25,29,33,47] no arrojaron diferencias significativas en relación a su efectividad y tolerancia. A este respecto hay que tener en cuenta que, a causa del pequeño número de casos de estos estudios aislados, sólo serían estadísticamente significativas diferencias muy grandes en los resultados.

Por lo tanto, en un análisis de conjunto, no se consideran diferencias significativas, tal como se muestra en ocho de los estudios comparativos con bromocriptina. Un estudio demostró una efectividad un poco mayor para lisurida[1,8,14,32,47,49,53], mientras que otros dos estudios atribuyeron más efectividad a la bromocriptina[7,28], y otro[21] demostró que tenían la misma actividad. La tendencia actual viene subrayada por el hecho de que en algunos de los estudios de los casos de control, los pacientes, que previamente no habían respondido satisfactoriamente a la bromocriptina fueron tratados con éxito con lisurida[30,58]. En cuanto a los efectos secundarios, las náuseas fueron, en siete estudios distintos[1,7,8,14,21,49,49] con lisurida, más frecuentes que con bromocriptina, mientras que en dos estudios[28,47] la frecuencia fue semejante. La hipotonía y la disregulación ortostática aparecieron sobre todo con la bromocritina[1,7,8,21,32,49,49], mientras que en un estudio[14] aparecían más con lisurida, y en otro igual en ambos casos[47]. A este respecto, hay que tener en cuenta que, en estos estadios, la mayor parte de las veces no se administró domperidona, con el cual los efectos secundarios periféricos, como náuseas y vómitos disminuye, o desaparecen por completo[41,42,52,53,55]. En relación al riesgo de trastornos psicopatológicos centrales, ambas substancias demostraron ser iguales, ya que en cuatro estudios[7,8,14,28] lisurida pareció ser la causante y en cinco estudios lo fue la bromocriptina[1,32,47,49,49]. Por inversión, se puede deducir que 1 mg de lisurida corresponde, aproximadamente, a 10-15 mg de bromocriptina.

Recomendaciones de aplicaciones

De los resultados de las comprobaciones clínicas se puede concluir que lisurida facilita una terapia altamente efectiva y bien tolerada en todos los estadios de la enfermedad de Parkinson. No obstante, para su éxito es decisiva una dosificación adecuada, que debe ajustarse minuciosamente para cada individuo. La combinación con L-dopa proporciona, en la mayoría de los casos, una mejoría mucho mayor que la monoterapia. Con el fin de evitar efectos secundarios, la dosis se debe ir aumentando muy despacio, sobre todo al comienzo de la enfermedad (por ejemplo, a razón de 0,1 mg/semana). En pacientes tratados previamente con otros agonistas de la dopamina, la tolerancia inicial es mejor, por lo que eventualmente es posible un aumento más rápido de la dosis. Las tabletas deben tomarse, si es posible, con una pequeña comida. Cuando aparecen efectos secundarios, no se debe seguir aumentando la dosis, en tanto éstos persistan, o aparezca tolerancia con respecto a ellos. Los efectos secundarios periféricos, como náuseas y vómitos, se evitan con domperidona (20-60 mg/día), sin perjuicio de la actividad antiparkinsoniana. Cuando tras algún tiempo se establece tolerancia, puede suprimirse la domperidona progresivamente.

En caso de trastornos psicopatológicos, la dosis debe ser reducida, y se debe revisar la cuantía de la medicación complementaria. Para la mayoría de los pacientes, la dosis eficaz y tolerada debería estar entre 0,6 y 2,0 mg/día. No obstante, en casos aislados, dosis de hasta 5 mg/día, y más, pueden ser convenientes y tolerables (Tabla 1).

Tabla 1. Recomendaciones sobre la aplicación de lisurida en la enfermedad de Parkinson

- Terapia de comienzo paulatino (p. ej.: aumento a razón de 0,1 mg/semana)
- Primera toma a ser posible a la noche
- Tomarla siempre con una comida (p. ej.: un panecillo)
- Fraccionar la dosis diaria en 3-6 tomas
- Ajustar la dosis individualmente según eficacia y tolerancia (habitualmente 0,6-2,0 mg)
- No aumentar dosis en tanto persistan efectos secundarios
- En caso de náuseas y vómitos puede administrarse temporalmente domperidona

Apéndice: Resumen de los resultados más importantes de los estudios publicados hasta principios del año 1988 sobre la administración oral de lisurida en la enfermedad de Parkinson.

Tabla 1. Administración oral de lisurida en la enfermedad de Parkinson. Comparación con placebo

Autor (Fuente)	Diseño	n	Edad (años)	Duración enfermedad/ L-Dopa (años)	Duración estudio (meses)	Dosis Lisurida (mg)	Dosis L-Dopa pre/post (mg)	Rating Scale pre/mejoría en %
Gopinathan 1981 [16]	Ciego Intento de salida (o solución)	20	56,9	8,2/s.d.	1	4,65	858,5/ const.	19,2/23 % (CURS mod.)

Tabla 2. Administración oral de lisurida en la enfermedad de Parkinson. Comparación con L-Dopa

Autor (Fuente)	Diseño	n	Edad (años)	Duración enfermedad/ L-Dopa (años)	Duración estudio (meses)	Dosis Lisurida (mg)	Dosis L-Dopa pre/post (mg)	Rating Scale pre/mejoría en %
Lieberman 1981 [31]	Comparación histórica doble ciego Crossover con placebo	13	61,3	12,6/6,6	2	3,6 (1,6—5,0)	945/no tratado	36,8/16 % (Escala NYU)
Rabey 1986 1987 [43,44]	Comparación L-Dopa/vs. lisurida	18 8m	63 7f	8,2/s.d.	6	0,4—5,0 (n = 15)	590/const.	32,1/32 %
	Aumento de la dosis de L-Dopa	16 7m	66 9f		7	—	531/788	33,5/22 % (CURS)
Rinne 1988 [48]	Randomizado Paral. lisurida	30	62,8	2,2/no tratado	4 años (n = 5)	1,2	—/—	s.d./33 %
	Lisurida + L-Dopa (precoz)	30	60,7	2,4/no tratado	4 años (n = 27)	1,2	—/484	s.d./28 %
	L-Dopa	30	61,4	2,5/no tratado	4 años (n = 25)	0	—/668	s.d./25 %
	Lisurida + L-Dopa (tardía)	(21)	Sin respuesta a la monoterapia con lisurida		≤4 años (n = 20)	0,8	—/630	s.d./29 % (CURS)

s.d. = sin datos

Interrupción del estudio		Efectos secundarios sin interrupción		Observaciones del autor
Demencia	2	Psiquiatría Somnolencia Náuseas Sensación de cabeza vacía	6 9 8 11	Todos los pacientes tenían, ya antes de la administración de lisurida, efectos secundarios psiquiátricos. Rápido aumento de la dosis. También las pruebas objetivas de la marcha y tiempo de reacción mejoraron significativamente con lisurida. El espectro de acción fue, en conjunto, similar con L-Dopa.

Interrupción del estudio		Efectos secundarios sin interrupción		Observaciones del autor
Psicosis Náuseas	3 1	Hipotensión ortostática		Estudio: L-Dopa/control/lisurida/cruzado a doble ciego frente a placebo. Ningún paciente tuvo fluctuaciones, pero en todos se observó una disminución del efecto. El 50 % de los pacientes mejoraron más que con L-Dopa. Con placebo se observó un empeoramiento en todos los pacientes por disminución de la acción.
Mareos Acroparestesia Ninguna	1 2 s.d.	Demencia Mareos Parestesia de dedos	3 3 2	En conjunto, bajo tratamiento con L-Dopa/lisurida la mejoría fue la misma que con L-Dopa. Aumento de la dosis del 48 %. Los tiempos en *off* y la valoración de las discinesias bajo combinación con lisurida fueron significativamente más disminuidos que con L-Dopa. Los resultados fueron los mismos tras 4 años de tratamiento. En conjunto lisurida es un coadyuvante muy válido para el tratamiento prolongado. Los efectos secundarios desaparecen al reducir la dosis.
Demencia Acción, efecto Muerto Alucinaciones Muerto Alucinaciones	1 21 3 3 5 1	Náuseas Náuseas Náuseas	7	En la valoración general, lisurida/L-Dopa tiene el mismo efecto que la monoterapia con L-Dopa, pero el 30 % con dosis de L-Dopa más bajas. En la mayoría de los pacientes la monoterapia tiene que completarse con L-Dopa. En todos los grupos con lisurida, sobre todo en monoterapia y combinación previa tras 4 años, la disminución de acinesia fin de dosis y discinesias pico de dosis fue altamente significativa. (ver trabajo original de Rinne en este libro)

Tabla 3. Administración oral de lisurida en la enfermedad de Parkinson. Estudio de los casos control.

Autor (Fuente)	n	Edad (años)	Duración enfermedad/ L-Dopa (años)	Duración estudio (meses)	Dosis lisurida (mg)	Dosis/L-Dopa pre/post (mg)	Rating Scale pre/mejoría en %
Itil 1980 [19]	11	s.d.	s.d./s.d.	1,5	0,45—0,62	s.d./s.d.	(Impresión global: Clara mejoría en 8 pacientes)
Birkmayer 1983 [2]	12	58-78	5-10/6,5	17	0,6-1,2	300/-30-40 %	68,5/26 %
	14	61-79	10-15/9,5	12	0,6-1,2	300/-30-40 %	53,5/21 %
	14	64-86	15-20/7,4	14	0,6-1,2	300/-30-40 %	65,8/24 %
	12	56-62	1-5/3,0	24	0,6-1,2	300/s.d.	60,0/10 % (BNS)
Rinne 1983 [47]	10	64	1,4/no tratado	3	1,5 (0,3-2,4)	—/—	38,4/22 %
	10	60	10,9/8	3	1,5 (0,6-4,0)	775/const.	59,3/19 % (CURS)
Riederer 1983 [46]	13	72,5	12,4/K.A.	5,9	0,37±0,1	300—600/20 %	K.A./17,3 % (WRS)
Lieberman 1983 [30]	63	65,2	11,3/8,2	0,5—26	2,6 (0,2—5)	1.005/≤50 %	37,9 on/34 % 61,3 off/16 % 5,5 Std. on/ +96 %
	(Entre ellos, 13 pacientes a doble ciego, intento de solución con L-Dopa)				3,7 (2,0-5,0)	1.100/ — (750-1.500)	(42,3/43 %) (CURS)
Agnoli 1983 [1]	14	57-68	1-3/no tratado	3	3,0 (2,0-5,0)	—/—	s.d./30 % (WRS)
Ulm 1983 [57]	119	62,5	10,3/s.d.	1,5	0,93 (0,3-1,6)	540,8/s.d.	14,9/aprox. 60 % (WRS)

Interrupción del estudio		Efectos secundarios sin interrupción		Observaciones del autor
Ninguno		Ninguno		Mejoría sobre todo de la rigidez, temblor, marcha, mímica y actitud; aparte, mejoría del conocimiento y orientación
Hipercinesia Psicosis Hipercinesia Psicosis Hipotensión Hipercinesia Psicosis Hipotensión	3 2 2 2 2 1 2 1	s.d.		Mejoría o curación completa de las fluctuaciones de la motilidad y las discinesias. En conjunto, se observó un significativo efecto sobre la función motora y una disminución notable de la medicación con L-Dopa. En evoluciones benignas, independientemente de la duración de la enfermedad, la mejoría fue del 25 %. En evoluciones malignas, se observó poca mejoría también con L-Dopa.
Náuseas Náuseas Alucinaciones	1 1 1	Náuseas Hipotensión Alucinaciones Somnolencia Náuseas Hipotensión Alucinaciones Somnolencia	9 2 1 3 4 4 1 3	Aumento rápido de la dosis a 1,3-2,5 mg de lisurida en 4 semanas. En monoterapia, la mejoría fue comparable a la bromocriptina y a otros agonistas DA, pero fue peor que, bajo monoterapia con L-Dopa. En combinación con L-Dopa, se observó una más clara mejoría de las fluctuaciones *on-off* que con bromocriptina, y menos alucinaciones y discinesias que con bromocriptina.
Ninguna		Psicosis (Cambio a lisurida i.v.)	1	La supresión de L-Dopa resultó imposible. La terapia con lisurida se continuó en todos los pacientes por su efecto favorable, tras la finalización de la prueba.
Psicosis Disminución del efecto Hipercinesia Insuficiencia Vasospasmo Edema Angina de pecho Náuseas Hipotensión	15 12 5 3 2 1 1 1 1	Psicosis Edema (También con bromocriptina) (Cuestionable con lisurida)	5 3	Psicosis más frecuentes en pacientes con demencia y administración simultánea de anticolinérgicos, semejante a la bromocriptina. La opinión general fue que lisurida era una terapia eficaz en la mayoría de los pacientes. Antes del comienzo de lisurida, estos pacientes eran tratados con L-Dopa. Por su gran afinidad por los receptores, lisurida muestra, independientemente de su corta vida media plasmática, buena actividad sobre las fluctuaciones. La monoterapia es eficaz, pero a causa de las altas dosis, tiene más efectos secundarios y taquifilaxia.
ninguna		s.d.		Se debe ir aumentando la dosis hasta la aparición de efectos secundarios. La reducción, dependiente de la dosis, de todos los síntomas cardinales; el temblor es el que mejor respondió.
Psicosis Hipotensión Hipercinesia Náuseas/mareos Disminución del efecto	12 7 5 1 10	s.d.		Los pacientes psicóticos tenían bradifrenia y/o anamnesis semejante. Sobre todo influencia sobre fluctuaciones como acinesia fin de dosis el 70 % de los pacientes remiten con lisurida.

Continuación tabla 3. Administración oral de lisurida en la enfermedad de Parkinson. Estudios de los casos control

Autor (Fuente)	n	Edad (años)	Duración enfermedad/ L-Dopa (años)	Duración estudio (meses)	Dosis lisurida (mg)	Dosis/L-Dopa pre/post (mg)	Rating Scale pre/mejoría en %
Müllerova 1984 [38]	14	65	2,5/s.d.	2	1,5-3,0	s.d./s.d.	s.d./s.d.
Meneghetti 1986 Bracco 1984 [6,36]	16	59,8	6,9/5,4	3	2,23 (1,0-3,0)	632/458	5-18/47,8 % (WRS)
Leiguarda 1985 [26]	15	57	3,3/s.d.	6	4,5 (2,4-6,4)	900/suprimido	s.d./ 40,5-53,6 % (WRS)
Sandrini 1985 [50]	9	60,2	2/no tratado	4,8 (3-15)	2,1 (1,2-2,6)	—/—	11,6/18 % (WRS)
Scigliano 1985 [54]	14	51,4	3,1/no tratado	24	2,8 (1,0-4,0)	—/—	aprox. 25/28 %
	30	53,4	8,9/	24	3,45 (2,0-5,0)	840/588	aprox. 24/aprox. 33 % (CURS)
Lamberti 1986 [23]	10	53,5	2,4/no tratado	3	1,5	—/—	aprox. 16,6/26 %
	8	60,8	6,8/s.d.	3	2,0 (1-5)	sí/s.d.	aprox. 8,2/25 % (WRS)
Martignoni 1986 [35]	26	62	2-1/	3-12	2,0 (1,2-3,0)	—/—	T 7,6/27 % A 13,7/20 %
	29	57	5,5/4,2	3-12	2,3	500-1.250/. const.	T 13,1/24 % A 19,7/14 % (WRS)

Interrupción del estudio		Efectos secundarios sin interrupción		Observaciones del autor
s.d.		s.d.		Lisurida mejora síntomas, permite reducir dosis de L-Dopa, aunque no puede substituirla; se recomienda asociarlos de manera rutinaria.
Psicosis	1	Hipotensión Vértigo-Edema Náuseas Insomnio	4 4 4	El estudio demuestra la eficacia de lisurida en la enfermedad de Parkinson avanzada, que no responde satisfactoriamente a la L-Dopa. Ningún cambio significativo en el estado mental. Ligera disminución de su efecto al cabo de 9 meses.
Náuseas Alucinaciones	2 1	Náuseas Trastornos del sueño Trastornos mentales Dolores precordiales Constipación	8 4 3 2 1	El estudio demuestra la acción antiparkinsoniana definitiva de la monoterapia. Dosis a partir de 3,6-5,6 mg provocan la aparición de discinesias pico de dosis.
s.d.		s.d.		La habituación Blink-Reflex se produce de nuevo (como con L-Dopa y amantadina).
Náuseas Ausencia de actividad Intolerancia Psicosis	2 1 1 1	Aumento de peso	7	Mediciones objetivas como «Tapping», escritura, marcha, mejoran, así mismo, significativamente.
Ausencia de actividad Intolerancia Confusión mental Dolor de cabeza	4 5 3 1	Aumento de peso	7	
Náuseas/vómitos Arritmia	1 1	Gastrointestinal Edema Vértigo	3 1 2	Rigidez y bradicinesia mejoran la mayoría de las veces. En conjunto, clara mejoría, aunque no completa (exploraciones neuropsicológicas).
Náuseas/vómitos Hipotensión Alucinaciones	1 1 1			
Náuseas Hipertensión Falta de cooperación	3 1 1	s.d.		Casos no tratados tampoco habían recibido previamente anticolinérgicos ni amantadina. T = casos de predominio de temblor. A = casos de predominio de rigidez-acinesia.
Náuseas Efecto Insuficiente Agresión Falta de cooperación	3 2 1 3	Náuseas Demencia Paranoia Edema	4 2 1 1	Significa mejoría en conjunto, sobre todo referente a la rigidez y acinesia, que duró más de un año. Mejoría de los tests de motricidad.

Continuación tabla 3. Administración oral de lisurida en la enfermedad de Parkinson. Estudios de los casos control.

Autor (Fuente)	n	Edad (años)	Duración enfermedad/ L-Dopa (años)	Duración estudio (meses)	Dosis lisurida (mg)	Dosis/L-Dopa pre/post (mg)	Rating Scale pre/mejoría en %
Jellinger 1987 [20]	34	67,5	7,1/5,0	3 (n = 15)	1,32 (0,4-3,0)	360/253	aprox. 61/50 %
				12-44 (n = 13)	1,2 (0,8-2,5)	405/380	aprox. 70/37 % (CURS)
Mundinger 1986 [39]	45	64,2	9,8/3,6	0,2-5	0,76 0,2-1,2)	636/587 (n = 25)	21/47 % (WRS)
Ulm 1986 [58]	100	61	8/6	1,5	0,8 (0,3-1,4)	617/549	15,5/39 % (WRS)
Scaglioni 1986 [51]	24	63,9	2,3/no tratado	1	0,81	—/—	30,7/13 %
				24	2,33		18 %
	18	61,8	7,5/s.d.	1	1,5	451/370	45,2/14 %
				24	0,7	460	21 % (CURS)
Degl'Innocenti 1987 [10]	19	60,1	11,2/8,7	6	0,6-2,5	618/const.	(CURS) $p \leq 0{,}02$ (Webster) $p \leq 0{,}01$ (N.U.D.S.) $p \leq 0{,}01$

Interrupción del estudio		Efectos secundarios sin interrupción		Observaciones del autor
Náuseas Hipotensión Intranquilidad Colapso tras endocarditis Psicosis	2 1 1 2	Sequedad de boca constipación Hipotensión Edema Sensación de frialdad Efectos secundarios psíquicos		En conjunto muy eficaz en enfermedad de Parkinson avanzada. Mejoría de las fluctuaciones, a veces totalmente eliminadas. Trastornos NUDS en el mismo sentido que CURS. Mediante reducción de dosis de L-Dopa con frecuencia se reducen efectos secundarios previos, así como complicaciones psiquiátricas.
Náuseas Demencia Psicosis Falta de cooperación	6 2 1 4	Náuseas/vómitos Demencia	2 2	En 12 pacientes se empezó con lisurida i.v. (0,0125-0,05 mg/día); se cambió a tabletas. No se detectó ninguna influencia sistémica sobre la tensión arterial.
Psiquiátrico Gastrointestinal Circulatorio Malestar general Efecto insuficiente	2 9 1 6 8	Gastrointestinal Hipotensión Demencia Alucinaciones Dolor de cabeza Mareos	19 % 7 % 7 % 2 %	Buena acción sobre fluctuaciones y discinesias; reducción drástica de L-Dopa en pacientes con fluctuaciones. Previamente al inicio de la terapia con lisurida, en el 68 % de los pacientes se recomendó erróneamente un intento terapéutico con bromocriptina, por efectos secundarios o ausencia de actividad. El 74 % de los pacientes fueron dados de alta, con lisurida.
Náuseas/vómitos Falta de actividad Motivos no médicos	2 3 1	Astenia Náuseas Somnolencia Dolor de cabeza		Reducción de las discinesias Duración de las fases «off» significativamente reducida tras 6 y 12 meses, de 15 a 7,8, o a 5,9 horas respectivamente. En conjunto, evaluación positiva de la terapia con lisurida.
Falta de actividad Náuseas/vómitos	5 2	Confusión mental		
Alucinaciones Empeoramiento de dolor abdominal (Ulcus)	1 2 1	Discinesia Somnolencia Delirio Sequedad de boca Dolor abdominal Diarrea Edemas periféricos Dolor de cabeza Astenia Aumento de la libido		Según valoración hecha por pacientes y allegados, clara mejoría de las fluctuaciones. Al cabo de 12 meses todavía hay 9 pacientes en tratamiento con lisurida, lisurida es importante en la fase final de la enfermedad de Parkinson; dosis recomendada: 1-2 mg en 4-6 tomas.

Tabla 4. Administración oral de lisurida en la enfermedad de Parkinson. Comparación con otros agonistas DA

Autor (Fuentes)	Diseño	n	Edad (años)	Duración enfermedad/ L-Dopa (años)	Duración estudio (meses)	Dosis lisurida mg)	Dosis DA/Agonistas (mg)	Dosis/ L-Dopa pre/post (mg)
Schachter 1979 1980 [52,53]	Comparación histórica v.s. Bromocriptina	10	62	17/s.d.	2-9	2,6 (1,2-4,8)	45 (pre) (7,5-150)	920/const
							3,5 (1,2-4,8)	920/710
Ruggieri 1980 [49]	Crossover vs.	7			aprox. 1	1,6-2,8		375-1.000/ const.
	Bromocriptina		50-70	1-5/s.d.	aprox. 1		17,5-30 Br.	375-1.000/ const.
Ruggieri 1980 [49]	Paralelgr. vs.	7	50-70	1-5/ no tratado	aprox. 1	2,3-3,8		—/—
	Bromocriptina	7	(50-70)	(1-5)/ no tratado	aprox. 1		22,5-37,5 Br.	—/—
Lees 1981 [25]	Paralelgr. vs.	12	69	15/11	s.d.	2,0 (0,2-6,0)		s.d./const
	Pergolida	12	60	13/10	s.d.		3,5 (1,5-8,0) Pergolida	s.d./const.
LeWitt 1982 [28]	Doble ciego Crossover vs.	28	55	10/s.d.	1,5-2,5	4,5 (0,06-10,0)		s.d./const
	Bromocriptina						56,5(12,5-150,0)	s.d./const

Rating Scale pre-mejoría en %	Interrupción del estudio	Efectos secundarios sin interrupción	Observaciones del autor
14/17,8 % 11,5/8 %	Alucinaciones 1 Empeoramiento 3 Náuseas 1	Demencia 1 Somnolencia 2 Hipotensión 1 Alucinaciones 1	Aumento de la dosis a razón de 0,2 mg/día Score de discinesia mejorado de 2,5 ± 1,1 a 1,5 ± 0,7 1 mg de lisurida ≈ 250-500 mg de L-Dopa o 12-15 mg de bromocriptina. Lisurida útil en fracaso de L-Dopa y bromocriptina.
Lisurida: aprox. 22/18 % Bromocriptina: aprox. 20/14 % (WRS)	ninguna	Lis. Br. Náuseas 2 1 Vómitos 2 2 Discinesia 3 1 Hipotensión 0 2 Trastornos psiquiátricos 1 2	Rápido aumento de la dosis a razón de 1 mg cada 5 días (10 mg de br.) El temblor, el mejor influenciado. Con bromocriptina predominan la psicosis y la hipotensión como efectos secundarios. Con lisurida predominan náuseas y vómitos como efectos secundarios.
Lisurida: aprox. 25/25 % Bromocriptina: aprox. 30/22 % (WRS)	ninguna	Lis. Br. Náuseas 3 1 Vómitos 2 1 AIMS 1 2 Hipotonía 0 2 Trastornos psiquiátricos 1 2	Rápido aumento de la dosis a razón de 1 mg cada 5 días (10 mg de bromocriptina). El temblor, el más influido. Con bromocriptina predominan psicosis e hipotensión como efectos secundarios. Con lisurida predominan náuseas y vómitos como efectos secundarios.
Lisurida: s.d./s.d. Pergolida: s.d./s.d. (KCH)	ninguna	Lisurida: Gastrointest. 6 Discinesia 2 Alucinaciones 2 Pergolida: Gastrointest. 6 Erección 2 Dolor de cabeza 3 Alucinaciones 1	Lisurida: mejoría de las fluctuaciones en 1 paciente, en 4 pacientes mejor fase «on» Pergolida: mejor acción sobre la acinesia fin de dosis. Mejoría de las fluctuaciones en 9 pacientes, duración «off» reducida a la mitad. El número de fases «off» se reduce de 3,5 a 2. El estudio confirma la acción antiparkinsoniana de lisurida y pergolida, que también puede disminuir las fluctuaciones.
s.d./ igual; mímica con bromocriptina mejor que con lisurida. El resto, scores parciales igual (CURS, modificado)	Lisurida: Temblor/ Insomnio 1 Bromocriptina: 0	Lis. Br. Somnolencia 9 7 Sensación de vacío en cabeza 13 13 Alucinaciones 7 1 Pesadillas 8 8 Náuseas 8 8 Sequedad de boca 9 14	1 mg de lisurida ≈ 13 mg de bromocriptina Tolerancia cruzada lis.-br. En 2 pacientes tratados con lisurida disminuyeron los dolores de cabeza. Test objetivos de actividad motora no mostraron diferencias entre lis. y br. 11 pacientes continuaron siendo tratados con bromocriptina 15 pacientes siguieron con lisurida, el efecto permanece durante 18 meses.

Continuación tabla 4. Administración oral de lisurida en la enfermedad de Parkinson. Comparación con otros agonistas DA

Autor (Fuentes)	Diseño	n	Edad (años)	Duración enfermedad/ L-Dopa (años)	Duración estudio (meses)	Dosis Lisurida mg)	Dosis DA/Agonistas	Dosis/ L-Dopa pre/post (mg)
Lieberman 1982 [32]	Comparación histórica v.s. Bromocriptina	25	65,4	11,4/s.d.	12,1 (1-30)	2,8 (0,6-5,0)		1.000/900
			En el momento del estudio con bromocriptina: 62,7	8,9/6,2	21 (1-65)		55 (20-100)	1.200/935
Lieberman 1983 [33]	Comparación histórica vs. Pergolida	25	64	12,4/9	7 (1-22)	2,6 (0,6-5,0)		sí/s.d.
				Tratamiento con Pergolida: 7,5 (0,5-22)		2,5 (0,1-10,0)		sí/s.d.
Agnoli 1983 [1]	Paralel. vs.	7 (14)	(53-72)	4-10/	3	3,28 (2-4)		s.d./const.
	Bromocriptina	7					35,7 30-40 Br.	s.d./const.

Rating Scale pre-mejoría en %	Interrupción del estudio	Efectos secundarios sin interrupción	Observaciones del autor
Lisurida: 49,4 on/33 % 70,3 off/17 % 3,9 Std. on/ + 128 %	Lisurida: Psicosis Discinesia Raynaud	Lisurida: 5 más discinesias 2 más edema que con 1 Bromocriptina	Lisurida: «on»: el 44 % de los pacientes mejoran en 1 H & Y, «off»: en el 47 % de los pacientes mejoran en 1 H & Y, pacientes evolutivos en tratamiento con lisurida tres años antes que con bromocriptina. Acción más evidente de lisurida sobre el número de horas «on».
Bromocriptina 33,5 on/34 % 55,0 off/20 % 9,6 Std. on/ 33 % (NYU)	Bromocriptina: Psicosis Discinesia Edema	Bromocriptina 11 Std = hora más 1 hipotonía ortostática 2 y más eritrodermia que con lisurida	Bromocriptina: 19 pacientes tenían fluctuaciones de la motilidad «on»: 36 % de los pacientes mejoran en 1 punto H & Y, «off»: 26 % de los pacientes mejoran en 1 punto H & Y.
Lisurida: 41,9 on/54 % 72,3 off/24 % 4,0 Std. on/ + 128 %	Lisurida: Confusión 5 Edema 2 Náuseas 1 Vasospasmos digital 1		Lisurida: en casos aislados mejor tolerancia que con pergolida 15 (60 %) pacientes mejoraron 1 H & Y.
Pergolida 45,0 on/37 % 71,3 off/15 % 3,8 Std. on/ + 115 % (NYU)	Pergolida Confusión 4 Hipotensión 1 Transaminasas 1		Pergolida: 19 (76 %) pacientes mejoraron 1 punto. Pergolida mejora la acción sobre la duración de la fase «on». En conjunto, lisurida y pergolida son medios antiparkinsonianos útiles y efectivos, que abren muchas posibilidades terapéuticas.
Lisurida: s.d./22 % Bromocriptina: s.d./14 % (WRS)		Lisurida: Náuseas/vómitos Bromocriptina: Demencia Alucinaciones Hipotensión ortostática	Debe aumentarse la dosis hasta la aparición de efectos secundarios. Efectos secundarios que condicionan la dosis: para lisurida, náuseas; para bromocriptina, psiquiátricos, e hipotensión. Temblor, el más influido. Con lisurida mayor mejoría que con bromocriptina.

Continuación tabla 4. Administración oral de lisurida en la enfermedad de Parkinson. Comparación con otros agonistas DA

Autor (Fuentes)	Diseño	n	Edad (años)	Duración enfermedad/ L-Dopa (años)	Duración estudio (meses)	Dosis lisurida mg)	Dosis Agonistas/DA	Dosis/ L-Dopa pre/post (mg)
Caraceni 1984 [8]	Paralel. vs.	24	54,5	5,4/5,3	4	2,69 (1,2-4,8)		722/476-
	Bromocriptina	(25)	59,5	9,2/8,5	4		30,5 (20-40) Br	750/495
Camerlingo 1986 [7]	Paralel. vs.	15 6m 9f	69,3 (53-81)	de Novo/	6 12	0,8±0,3		—/—
	Bromocriptina	(15) 5m 10f	65,2 (44-79)	de Novo/	6 12		8,0±3,0 Br.	—/—
Frattola 1986 [14]	Paralel. vs.	10	61	7,5/4,9	3	1,84±0,5		565/602
	Bromocriptina	(10)	59,6	6,2/5,2	3	25±6,7	787/812 Br.	
Rinne 1983 [47]	Ver estudio de los casos control							
Laihinen 1986 [21]	Doble ciego Crossover vs.	20	62	11,1/6,7	2	1,3 (0,2-2,4)		700/const.
	Bromocriptina				2		14,9 (3,75-30) Br.	700/const.

Rating Scale pre-mejoría en %	Interrupción del estudio	Efectos secundarios sin interrupción			Observaciones del autor
Lisurida: s.d./$p<0,05$ también H & Y $p<0,05$	ninguna		Lis.	Br.	Lisurida: en 6 de 8 pacientes se redujo la fase «off» de 170 a 67 min. Las discinesias se redujeron en 9 de 21 pacientes, empeoraron en 5. En conjunto lisurida fue más activo que la bromocriptina. Efectos secundarios: bajo lisurida, náuseas, somnolencia y trastornos psiquiátricos. Hipotensión manifiesta bajo la bromocriptina. Bromocriptina: en 5 de 9 pacientes la duración de las fases «off» se redujo de 185 a 98 min. Las discinesias se redujeron en 6 de 18 pacientes, empeoraron en 7; no hubo mejoría en la escala H & Y.
		Náuseas	16	5	
		Vómitos	11		
Bromocriptina: s.d./$p\leq 0,05$ excepto temblor		Somnolencia	6		
		Psicosis	5	1	
		Sensación de vacío en cabeza	2		
(CURS)		Taquicardia	9		
		Aumento de peso	3		
		Hipotensión		7	
Lisurida: aprox. 15/13 % +20 %	Lisurida:		Lis.	Br.	Mejoría inicial en concordancia con la literatura, pero con la evolución de la enfermedad, disminución de la acción. Con bromocriptina más hipotensión que con lisurida. En conjunto es positivo que la terapia con L-Dopa se haya podido alargar por más de un año.
	Psicosis 2	Psicosis	20 %	7 %	
	Solicitud del paciente 2	Náuseas	40 %	20 %	
		Aumento de peso	x		
Bromocriptina: aprox. 13/38 % +15 % (CURS)	Bromocriptina: Solicitud del paciente 4	Hipotensión		x	
Lisurida: 22,8/7 %	ninguna		Lis.	Br.	Los pacientes fueron tratados primeramente con bromocriptina. Sólo si no tuvo éxito se cambió a lisurida. Con lisurida mejoraron significativamente las fluctuaciones matutinas. La terapia con lisurida mejora los fracasos de la bromocriptina en la misma proporción que ésta a los que responden a ella.
		Náuseas	3	1	
		Mareos	4	1	
		Hipotensión	3		
		Alucinaciones	1		
		Somnolencia		3	
Bromocriptina: 18,7/3 % (WRS)					
		Menos alucinaciones que con br. Menos discinesias que con br.			Lisurida en combinación con L-Dopa produce una mejoría más manifiesta de las fluctuaciones «on-off» que la bromocriptina.
Lisurida: s.d./30 %			Lis.	Br.	Continuación con lisurida hasta 36 meses, 0,2-1,6 mg. Tras tres años 14 pacientes continuaban mejorando, en comparación al grupo control. Mejoría del temblor más que de otros síntomas. Clara mejoría de las fluctuaciones. Tendencia general a la mejoría ante todo con lisurida.
	Náuseas/ Mareos 1	Náuseas	5	4	
		Hipotensión/ Mareos	10	13	
Bromocriptina: s.d./29 % (CURS)					

Bibliografía

[1] Agnoli, A., S. Ruggieri, M. Baldassarre et al.: Dopaminergic ergots in Parkinsonism. In: D. B. Calne, R. Horowski, R. J. McDonald et al. (eds.): Lisuride and Other Dopamine Agonists, pp. 407–417. Raven Press, New York 1983.

[2] Birkmayer, W., P. Riederer: Effects of lisuride on motor function, psychomotor activity, and psychic behavior in Parkinson's disease. In: D. B. Calne, R. Horowski, R. J. McDonald et al. (eds.): Lisuride and Other Dopamine Agonists, pp. 453–461, Raven Press, New York 1983.

[3] Bittkau, S., H. Przuntek: Psychosis and the lisuride pump. Lancet **II** (1986) 349 (letter).

[4] Bowler, J. V., I. E. Ormerod, N. J. Legg: Retroperitoneal fibrosis and Bromocriptine. Lancet **II** (1986) 466.

[5] Brinkmann, A., F. Schumm, J. Dichgans: Therapie des Meige-Syndroms. In: H. Gänshirt, P. Berlit (Hrsg.): Kardiovaskuläre Erkrankungen und Nervensystem Neurotoxikologie, Probleme des Hirntodes, S. 662–665. Springer Verlag, Berlin 1985.

[6] Bracco, F., G. Meneghetti, S. Ferla et al.: Effetti della lisuride nel trattamento del morbo di Parkinson. Osservazioni preliminari. In: A. Agnoli, G. Bertolani (eds.): L.I.M.P.E., Atti della 10. Riunione ‚Disorderi autonomici e correlati neuroendocrini delle malattie extrapiramidali', pp. 272–278. Publ. D. Guanella, Roma 1984.

[7] Camerlingo, M., E. Bottacchi, G. D'Alessandro et al.: Un anno di esperienza con ergotderivati nel trattamento di monoterapia di pazienti Parkinsoniani di prima diagnosi. In: A. Agnoli, L. Battistin (eds.): L.I.M.P.E., Atti della 12. Riunione ‚Morbo di parkinson: le nuove terapie', pp. 188–196. Publ. D. Guanella, Roma 1986.

[8] Caraceni, T., P. Giovannini, E. Parati et al.: Bromocriptine and lisuride in Parkinson's disease. In: R. G. Hassler, J. F. Christ (eds.): Advances in Neurology, Vol. 40, pp. 531–535. Raven Press, New York 1984.

[9] Critchley, P., F. Grandas Perez, N. Quinn et al.: Psychosis and the lisuride pump. Lancet **II** (1986) 349 (letter).

[10] Degl'Innocenti, F., A. Ginanneschi, S. Magnolfi et al.: Low dose lisuride in advanced parkinson disease. Ital. J. Neurol. Sci. **8** (1987) 351–355.

[11] Diamond, S. C., C. Markham: Evaluating the evaluations: or how to weight the scales of parkinson disability. Neurology **33** (1983) 1098–1099.

[12] Frattola, L., M. G. Albizzati, S. Bassi et al.: ‚On-Off' phenomena, dyskinesias and dystonias. Acta Neurol. scand. **66** (1982) 227–236.

[13] Frattola, L., M. G. Albizzati, A. Alemani et al.: Acute treatment of Huntington's chorea with lisuride. J. Neurol. Sci. **59** (1983) 247–253.

[14] Frattola, L., I. Suchy: Lisuride in the treatment of Parkinson's disease with on-off-phenomena not responsive to previously optimalized standard-therapy. Schering Pharma Forschungsbericht Nr. 7149 (1986).

[15] Frieling, B., I. Suchy: Intravenous lisuride in the treatment of severe Parkinson's disease. Ital. J. Neurol. Sci. **5** Suppl. 7 (1987) 53.

[16] Gopinathan, G., H. Teräväinen, J. M. Dambrosia et al.: Lisuride in parkinsonism. Neurology (Ny) **31** (1981) 371–376.

[17] Horowski, R.: Psychiatric side effects of high-dose lisuride in Parkinsonism. Lancet **II** (1986) 510.

[18] Hümpel, M.: Pharmacokinetics of lisuride in animals species and humans. In: D. B. Calne, R. Horowski, R. J. McDonald et al. (eds.): Lisuride and Other Dopamine Agonists, pp. 141–152. Raven Press, New York 1983.

[19] Itil, T. M., S. Akpinar, M. Yardim et al.: Effects of high dosage lisuride hydrogen maleate (LHM) in Parkinson syndrome. Neurochemistry and Clin. Neurology (1980) 472.

[20] Jellinger, K.: Langzeiterfahrungen mit Lisurid in der Kombinationsbehandlung des Parkinson-Syndroms. Wien. Med. Wschr. **7/8** (1987) 155–159.

[21] Laihinen, A., U. K. Rinne, V. Sonninen et al.: Lisuride in comparison to bromocriptine in the treatment of Parkinson's disease. 26th Scand. Congress of Neurology, Uppsala, June 11–14, 1986, J. Med. Sci. Suppl. **43** (1986) 92 (Schering Pharma Forschungsbericht Nr. 6082, 1984).

[22] Larsen, T. A., P. A. LeWitt, D. B. Calne: Theoretical and practical issues in assessment of deficits and therapy in Parkinsonism. In: D. B. Calne, R. Horowski, R. J. McDonald et al. (eds.): Lisuride and Other Dopamine Agonists, pp. 363–373. Raven Press, New York 1983.

[23] Lamberti, P., L. Bandiera, E. De Liso et al.: Rilievi clinici, neuropsicologici e neurofisiologici in Parkinsoniani trattati con lisuride. In: A. Agnoli, L. Battistin (eds.): L.I.M.P.E., Atti della 12. Riunione ‚Morbo di parkinson: le nuove terapie', pp. 197–206. Publ. D. Guanella, Roma 1986.

[24] Lees, A. J., R. Bannister: Treatment of the Shy-Drager syndrome with dopaminergic ergots. In: D. B. Calne, R. Horowski, R. J. McDonald et al. (eds.): Lisuride and Other Dopamine Agonists, pp. 395–405. Raven Press, New York 1983.

[25] Lees, A. J., G. M. Stern: Pergolide and lisuride for levodopa-induced oscillations. Lancet **II** (1981) 577.

[26] Leiguarda, R., F. Micheli, M. Fernandez Pardal: Lisuride en la enfermedad de Parkinson. Medicina (Buenos Aires) **45** (1985) 29–34.

[27] LeWitt, P. A.: Clinical and pharmacological aspects of the antiparkinsonian ergolene lisuride. In: S. Fahn et al. (eds.): Recent Developments in Parkinson's Disease, pp. 347–354. Raven Press, New York 1986.

[28] LeWitt, P. A., G. Gopinathan, C. D. Ward et al.: Lisuride versus bromocriptine treatment in parkinson disease: A double-blind study. Neurology (Ny) **32** (1982) 69–72.

[29] LeWitt, P. A., D. B. Calne: Experience with dopamine agonists in Parkinson's disease and related disorders. In: D. B. Calne, R. Horowski, R. J. McDonald et al. (eds.): Lisuride and Other Dopamine Agonists, pp. 473–480. Raven Press, New York 1983.

[30] Lieberman, A. N., M. Goldstein, G. Gopinathan et al.: Lisuride in Parkinson's disease and related disorders. In: D. B. Calne, R. Horowski, R. J. McDonald et al. (eds.): Lisuride and Other Dopamine Agonists, pp. 419–429. Raven Press, New York 1983.

[31] Lieberman, A., M. Goldstein, A. Neophytides et al.: Lisuride in parkinson disease: Efficacy of lisuride compared to levodopa. Neurology (Ny) **31** (1981) 961–965.

[32] Lieberman, A. N., G. Gopinathan, A. Neophytides et al.: Bromocriptine and lisuride in Parkinson disease. Ann. Neurol. **13** (1983) 44–47.

[33] Lieberman, A. N., G. Gopinathan, A. Neophytides et al.: Pergolide and lisuride in advanced Parkinson's disease. In: R. G. Hassler, J. F. Christ (eds.): Advances in Neurology, Vol. 40, pp. 503–507. Raven Press, New York 1984.

[34] Marsden, C. D., M. Schachter: Assessment of extrapyramidal disorders. Brit. J. Clin. Pharmacol. **11** (1981) 129–151.

[35] Martignoni, E., I. Suchy, C. Pacchetti et al.: Lisuride in Parkinson's disease: naive and long-term treatment. Curr. Ther. Res. **39** (1986) 696–708.

[36] Meneghetti, G., F. Bracco, B. Giometto et al.: Therapeutic effect of lisuride in advanced Parkinson's disease. Eur. Neurol. **25** (1986) 74–80.

[37] Micheli, F., M. M. Fernandez Pardal, R. C. Leiguarda: Beneficial effects of lisuride in Meige disease. Neurology **32** (1982) 432–434.

[38] Müllerová, A.: First experience with a new antiparkinsonian drug of Czechoslovak make. Activ. nerv. sup. (Praha) **26** (1984) 59.

[39] Mundinger, F., I. Suchy: Use of lisuride for combined treatment of Parkinson's disease. Schering Pharma Forschungsbericht Nr. 7150 (1986).

[40] Obeso, J. A., J. Artieda, T. Tunon et al.: Dopamine agonists suppress visual-cortisol reflex myoclonus. J. Neurol. Neurosurg. Psychiat. **48** (1985) 1277–1283.
[41] Obeso, J. A., M. R. Luquin, J. M. Martinez-Lage: Intravenous lisuride corrects oscillations of motor performance in Parkinson's disease. Ann. Neurol. **19** (1986) 31–35.
[42] Obeso, J. A., M. R. Luquin, J. M. Martinez-Lage: Lisuride infusion pump: a device for the treatment of motor fluctuations in Parkinson's disease. Lancet **I** (1986) 467–470.
[43] Rabey, I. M., M. Streifler, T. Treves et al.: Long-term lisuride in Parkinson's disease. Ital. J. Neur. Sci. 5 (Suppl. 7) (1987) 55.
[44] Rabey, I. M., T. Treves, M. Streifler et al.: Comparison of Efficacy of Lisuride Hydrogen Maleate with Increased Doses of Levodopa in Parkinsonian Patients. In: M. D. Yahr, K. I. Bergmann (eds.): Advances in Neurology Vol. 45, pp. 569–572. Raven Press, New York 1986.
[45] Reimund, E.: Methysergide and retroperitoneal fibrosis. Lancet **I** (1987) 443.
[46] Riederer, P., G. P. Reynolds, W. Danielczyk et al.: Desensitization of striatal spiperone-binding sites by dopaminergic agonists in Parkinson's disease. In: D. B. Calne, R. Horowski, R. J. McDonald et al. (eds.): Lisuride and Other Dopamine Agonists, pp. 375–381. Raven Press, New York 1983.
[47] Rinne, U. K.: New ergot derivatives in the treatment of Parkinson's disease. In: D. B. Calne, R. Horowski, R. J. McDonald et al. (eds.): Lisuride and Other Dopamine Agonists, pp. 431–442. Raven Press, New York 1983.
[48] Rinne, U. K., I. Suchy: Lisuride in the treatment of early parkinson's disease. In: 1st European Congress of Neurology, Prague, April 18–22, 1988 (Abstract).
[49] Ruggieri, S., M. Baldessarre, S. Del Roscio et al.: Confronto tra ‚l'attivita' terapeutica della lisuride e della bromocriptina nel morbo di parkinson. Atti. della 7. Riv. LIMPE. Milano 24–25. Oct. 1980.
[50] Sandrini, G., E. Alfonsi, E. Martignoni et al.: Effects of lisuride on blink reflex habituation in Parkinson disease. Eur. Neurol. **24** (1985) 374–379.
[51] Scaglioni, A., P. Caffarra, S. Passeri et al.: Trattamento a lungo termine con lisuride nel morbo di Parkinson. In: A. Agnoli, L. Battistin (eds.): L.I.M.P.E., Atti della 12. Riunione ‚Morbo di parkinson: le nuove terapie', pp. 207–217. Publ. D. Guanella, Roma 1986.
[52] Schachter, M., J. Blackstock, J. P. R. Dick et al.: Lisuride in parkinson's disease. Lancet **II**/ 8152 (1979) 1129.
[53] Schachter, M., M. P. Sheehy, J. P. Parkes et al.: Lisuride in the treatment of parkinsonism. Acta neurol. Scand. **62** (1980) 382–385.
[54] Scigliano, G., P. Giovannini, M. P. Grassi et al.: Valutazione dell'effecacia a lungo termine della lisuride nel trattamento del morbo di Parkinson. In: A. Agnoli, L. Battistin (eds.): L.I.M.P.E., Atti della 11. Riunione ‚Semeiologia e terapia: delle malattie extrapiramidali le nuove frontiere', pp. 250–262. Publ. D. Guanella, Roma 1985.
[55] Suchy, I.: Anmerkungen zu den unerwünschten pharmakologischen Wirkungen dopaminomimetischer Therapie. In: G. Schnaberth, E. Auff (Hrsg.): Das Parkinson-Syndrom, S. 217–222. Editiones Roche, Basel 1985.
[56] Todes, C. J.: At the receiving end of the lisuride pump. Lancet **II** (1986) 36–37 (letter).
[57] Ulm, G.: Experience with lisuride in the treatment of Parkinson's disease. In: D. B. Calne, R. Horowski, R. J. McDonald et al. (eds.): Lisuride and Other Dopamine Agonists, pp. 463–472. Raven Press, New York 1983.
[58] Ulm, G., I. Suchy: Drug treatment of Parkinson's disease with special reference to lisuride. In: J. van Manen, U. K. Rinne (eds.): Lisuride: A New Dopamine Agonist and Parkinson's Disease, pp. 55–63. Excerpta Medica, Amsterdam 1986.

Experiencia con lisurida en una clínica especial

G. Ulm, F. Fornadi, J. Fischer, B. Frieling, J. Suchy

Introducción

La Paracelsus-Elena-Klinik de Kassel es una clínica especial con 120 camas, especializada desde hace 50 años en el tratamiento de la enfermedad de Parkinson. Trabaja estrechamente con el departamento de Parkinson, fundado hace 2 años, de la Paracelsus-Nordseeklinik en Helgoland. Existe un intercambio constante tanto en el ámbito médico como en el de enfermería y administrativo, de modo que puede hablarse de técnicas de tratamiento idénticas.

En ambas clínicas, la substitución con L-Dopa constituye el centro del tratamiento. Ésta se administra relativamente temprano[2,7,15] y con frecuencia se combina con deprenilo, a fin de mantener la dosis baja y utilizar las posibles ventajas derivadas de la hipótesis según la cual los metabolitos tóxicos formados por la acción de la MAO participan de forma esencial en el mantenimiento y progresión de la enfermedad de Parkinson idiopática[2,5,7,8,10]. En casos individuales, sobre todo en aquellos en los que existe un predominio del temblor, se administran anticolinérgicos al iniciar el tratamiento. En los casos en que sólo existe una ligera sintomatología acinética se emplea también con frecuencia la amantadina.

Mientras que el deprenilo actúa con toda probabilidad sobre un número relativamente grande de neuronas postsinápticas bien conservadas[2,7,11], los derivados ergóticos lo hacen directamente sobre los receptores post y presinápticos, y pueden por ello condicionar una mejoría, aun en casos avanzados cuando la mayoría de las neuronas presinápticas han degenerado[2,4,9,13,14,16,21]. En Alemania, de entre los derivados ergóticos, sólo se disponía hasta ahora de la bromocriptina para el tratamiento del Parkinson. Sin embargo, existe una serie de pacientes en los cuales la bromocriptina o bien produce severos efectos colaterales o bien resulta ineficaz. Al igual que otros autores[12,20], en los últimos años hemos empleado en tales casos lisurida con buenos resultados.

Si bien hasta ahora los derivados ergóticos se han introducido ante todo en casos avanzados, éstos tienen en nuestra clínica un papel importante; por ejemplo, en la clínica de Kassel se administran, aproximadamente, al 40 % de los pacientes. A pesar de las dificultades administrativas que conlleva el tratamiento con un preparado experimental, en los últimos años un 25 % de estos pacientes fueron tratados con lisurida (Fig. 1).

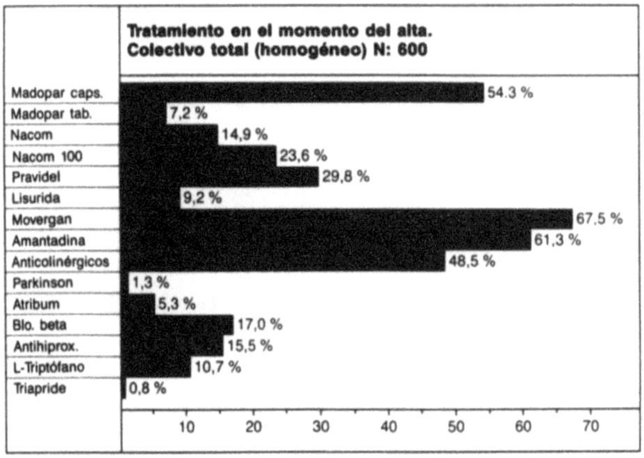

Fig. 1 Distribución porcentual del tratamiento en el momento del alta referido a la totalidad de los pacientes de la Paracelsus-Elena Klinik de Kassel.

Experiencias con lisurida

A continuación exponemos las experiencias con 239 pacientes parkinsonianos que fueron tratados en la Paracelsus-Elena-Klinik con lisurida y que fueron dados de alta con este tratamiento. El promedio de edad es de 60,1 años con un tiempo medio de evolución de la enfermedad de 9,7 años y un promedio de 6,5 años de tratamiento con preparados de L-Dopa (Tabla 1). La indicación para el tratamiento en el 82 % de los casos fueron fluctuaciones de la movilidad, la mayoría (52 %) correspondientes a la acinesia fin de dosis. En el resto de los pacientes, la razón fue una disminución en la actividad de la L-Dopa o una insuficiente acción de la bromocriptina, cuando no sus efectos colaterales. Lisurida se añadió de forma lenta y a dosis crecientes al tratamiento preexistente con una media de 555 mg de L-Dopa (Tabla 2).

En el momento del alta, la media de la dosis de lisurida era de 0,8 mg, correspondiente a 4 x 1 comprimidos. En este tiempo y según la evolución de los pacientes, la dosis de L-Dopa se redujo en un 38 % de los casos desde una mediana

Tabla 1. Datos biográficos de los pacientes parkinsonianos que fueron dados de alta de la Paracelsus-Elena Klinik con un tratamiento con lisurida (número de pacientes = 239; h = 134; m = 105)

	Edad	Tiempo de evolución de la enfermedad (años)	Duración del tratamiento con L-Dopa (años)
MW	60,1 ± 9,17	9,67 ± 5,53	6,54 ± 4,57
MD	61 (31-81)	8 (1-31)	6 (0-25)

de 625 mg a 450 mg, mientras que en el 40 % de los casos se aumentó de 400 a 750 mg.

En un 20 % de los casos se mantuvo sin modificaciones la dosis previa de L-Dopa, con una media de 600 mg.

Durante su estancia en la clínica, con un promedio de 42 días, se observó en los pacientes tratados con lisurida una clara disminución, del 42 %, en la puntuación global de la Webster Rating Scale, que descendió de 14,8 a 8,6 (Fig. 2). También en cuanto a las puntuaciones parciales de la acinesia y la rigidez, se observa una clara disminución, 42 % y 42,7 % respectivamente. En el presente estudio, la puntuación de acinesia se obtuvo a partir de las subpuntuaciones para bradicinesia de las manos, sincinesias de la extremidad superior, marcha y mímica. En los 168 pacientes en los que existía temblor se apreció una mejoría de éste de alrededor del 54 %.

Tabla 2. Dosificación promedio referida a los pacientes del estudio con lisurida

	L-Dopa (mg) n = 239 Al ingreso	En el alta	Lisurida (mg) n = 239 en el alta
MW	555,32 ± 275,79	550 ± 246,77	0,87 ± 0,33
MD	600 (0-1800)	500 (0-1473)	0,8 (0,1-1,8)

En los 45 pacientes para los que se llevaban diarios con anotación precisa de las fases «off» se puede apreciar una reducción de casi la mitad en la duración de

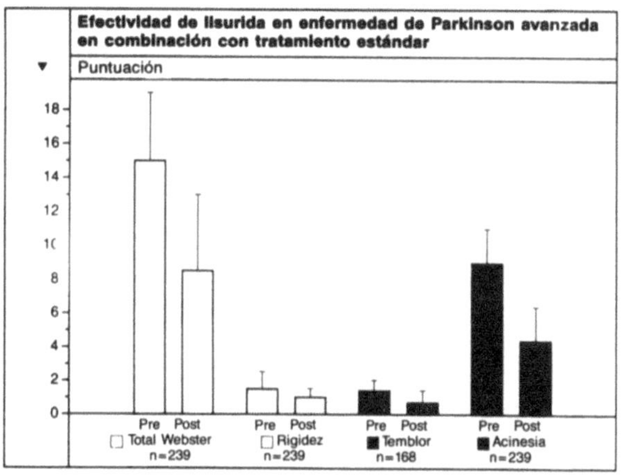

Fig. 2 Modificaciones promedio de la Webster Rating Scale a los 42 días de añadir una media de 0,87 mg de lisurida al tratamiento estándar previo.

las fases «off». En el momento del alta, en la mitad de estos pacientes no se evidenciaban ya estados de «off» manifiestos. En los casos de discinesias de pico de dosis se observaron resultados parecidos. A través de un adecuado reparto y combinación de los distintos medicamentos pudo alcanzarse también aquí un perfil motor equilibrado, de modo que el número de pacientes con discinesias se redujo de 97 a 77, y en un 49 % la puntuación media de la discinesia, al disminuir de 1,5 a 0,7 (Tabla 3). En conjunto estos resultados coinciden con nuestras experiencias anteriores[22,23].

El tratamiento con lisurida fue, en general, bien tolerado. En un 63,2 % de los casos no aparecieron efectos colaterales. Aquellos que aparecieron en los pacientes restantes, sobre todo modificaciones psíquicas, molestias gastrointestinales, insomnio y sensación vertiginosa, fueron por regla general moderados y pasajeros (Fig. 3). Por otro lado, se produjo en una parte de los pacientes una reducción de las manifestaciones vertiginosas preexistentes. Como es de esperar con todos los dopami-

Tabla 3. Con la adición de lisurida en pacientes con severas fluctuaciones de la movilidad y discinesias, éstas regresan claramente y en algunos casos desaparecen del todo. El sistema de evaluación para las discinesias se basa en una valoración clínica global: 0 = ausente; 1 = mínima; 2 = ligera; 3 = moderada; 4 = severa

	Duración de las fases «off» (horas)	Puntuación de la discinesia
Al ingreso	3,7 ± 4,7 (n = 49)	1,5 ± 1,4 (n = 97)
En el alta	1,9 ± 4,2 (n = 43)	0,7 ± 0,8 (n = 77)

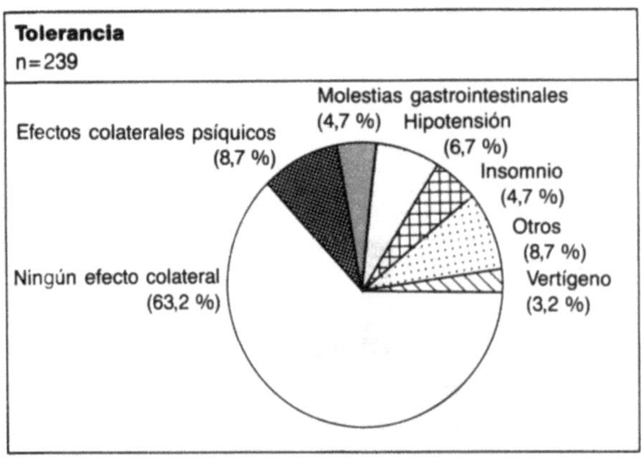

Fig. 3 Distribución de los efectos colaterales durante la adición de una media de 0,87 mg de lisurida al tratamiento estándar previo.

nérgicos[2,6], lisurida intensificó también la habitual tendencia de los pacientes parkinsonianos a la hipotensión arterial. No obstante, tenemos la impresión, al igual que otros autores [1,3,4,6,12,19], que al administrar lisurida aparecen menos problemas con la hipotensión que al administrar bromocriptina.

En casos aislados encontramos, coincidiendo con otros autores, que una hábil asociación de lisurida a otros medicamentos, combinada con medidas de enfermería, producen una mejoría de los síntomas psíquicos preexistentes, tales como las alucinaciones o la depresión. Así pues, el antecedente de psicosis exógena recogido en la anamnesis no parece ser en modo alguno una contraindicación absoluta para la instauración de lisurida. En conjunto, la frecuencia de efectos colaterales fue inferior a la que cabía esperar a partir de estudios anteriores[14,21]. Esto es atribuible, ante todo, a la introducción cautelosa del fármaco y al haber utilizado, en comparación, dosis algo más bajas, entre 0,1 y 1,8 mg.

Tratamiento con lisurida i.v.

Un total de 24 pacientes fueron tratados desde el principio con lisurida por vía i.v. a dosis de 0,025-0,075 mg para, a continuación, pasar a un tratamiento por vía oral. En el plazo de una semana se produjo una mejoría de alrededor del 70 % de los valores iniciales, obtenidos tanto en la escala de Webster como en la Columbia University Rating Scale. Según estas experiencias, lisurida i.v. parece ser mejor tolerado que dosis equipotentes de medicación oral, y por ello resulta adecuado para lograr con mayor rapidez dosis efectivas. Así mismo, permite acortar la prolongada fase de instauración del tratamiento que es habitual cuando se recurre en exclusiva a la vía oral. Mientras que la substitución brusca de lisurida i.v. por lisurida v.o. provoca náuseas y vómitos en cerca del 30 % de los casos, una substitución en la que se combinen ambas vías de administración, según el esquema de la tabla 4, parece estar exenta de problemas.

Tabla 4. Inicio del tratamiento con lisurida i.v. y su continuación con lisurida comprimidos (ampolla = ampollas de 0,025 mg de lisurida; comprimidos = comprimidos de 0,2 mg de lisurida [Dopergin])

Día	Mañana	Mediodía	Tarde
1	1 ampolla	1 ampolla	½ comprimido
2	1 ampolla	1 ampolla	½ comprimido
3	1 ampolla	1 ampolla	1 comprimido
4	1 ampolla	½ comprimido (½ ampolla)	1 comprimido
5	1 ampolla	1 comprimido	1 comprimido
6	½ comprimido (½ ampolla)	1 comprimido	1 comprimido
7	1 comprimido	1 comprimido	1 comprimido

Análisis retrospectivo de la evolución de la enfermedad tomando en consideración las distintas combinaciones farmacológicas

Una cuestión decisiva en la terapéutica del Parkinson es qué asociación farmacológica ofrece una más larga y favorable evolución.

En base a estudios clínicos a largo plazo[16,18] puede asumirse que con la introducción precoz de agonistas de la DA, como lisurida, la aparición de fluctuaciones de la movilidad disminuye. En función de hallazgos en animales de experimentación[5,8,10], así como de un análisis retrospectivo de la casuística de Birkmayer[2], se discute si los IMAO-B como el deprenilo pueden reducir la progresión de la enfermedad[11]. Todavía no se dispone de estudios prospectivos controlados referidos al tratamiento prolongado con deprenilo, ni tampoco de estudios comparativos entre el deprenilo y agonistas de la DA.

Desde hace algún tiempo, en ambas clínicas se almacenan de forma centralizada los datos de todos los pacientes. El correspondiente cuestionario anamnésico comprende, para cada paciente, cerca de 150 ítems que proporcionan información acerca de antecedentes, enfermedades concomitantes, sintomatología, tratamiento y efectos colaterales. No existen diferencias significativas en lo que respecta a los datos anamnésicos y biográficos de los pacientes tratados en ambas clínicas.

En un análisis retrospectivo se intentó establecer, a partir de este material, si existía alguna evidencia acerca de cuál era la combinación terapéutica que propiciaba una evolución más favorable. Pera ello, se dividió en tres grupos a los pacientes que habían estado ingresados en varias ocasiones en la Paracelsus-Elena-Klinik.

Grupo 1: Pacientes en monoterapia con L-Dopa durante al menos 2 años.

Grupo 2: Pacientes tratados con la asociación L-Dopa y deprenilo durante al menos 2 años.

Grupo 3: Pacientes tratados con una asociación de L-Dopa y derivados ergóticos (bromocriptina o lisurida) durante al menos 2 años.

Los datos demográficos de estos pacientes en el momento del último ingreso se recogen en la tabla 5. Como era de esperar, habida cuenta de nuestro proceder terapéutico habitual, en los pacientes del grupo 3 (L-Dopa + derivados ergóticos) se daba el mayor tiempo de evolución de la enfermedad y también una mayor duración de tratamiento previo con L-Dopa. En el momento de comenzar el período de observación, la gravedad de la enfermedad en estos pacientes era netamente mayor que en los pacientes de los otros dos grupos (Fig. 4).

Cuando se compara la puntuación global de Webster Rating Scale en el momento del último ingreso con la obtenida en los ingresos realizados 3,25 años antes, como media, se evidencia en el grupo 1, en monoterapia con L-Dopa, un empeoramiento significativo. En el grupo 2 (L-Dopa + deprenilo) y en el grupo 3 (L-Dopa + bromocriptina o lisurida) la puntuación global de la escala Webster se

Tabla 5. Datos demográficos de los pacientes incluidos en el análisis retrospectivo de la evolución a largo plazo

	Grupo I L-Dopa n = 133	Grupo II L-Dopa + deprenilo n = 113	Grupo III L-Dopa + agonistas DA n = 33
Sexo h:m %	56,7:43,4	60,9:39,1	52,8:47,2
Edad (años)	68,47	64,12	66,80
Edad al comenzar la enfermedad (años)	59,81	53,70	54,78
Duración de la enfermedad (años)	8,53	10,39	11,75
Duración del tratamiento con L-Dopa (años)	5,40	7,15	8,55
Duración del tratamiento con deprenilo o agonistas de la dopamina (años)		2,30	3,69

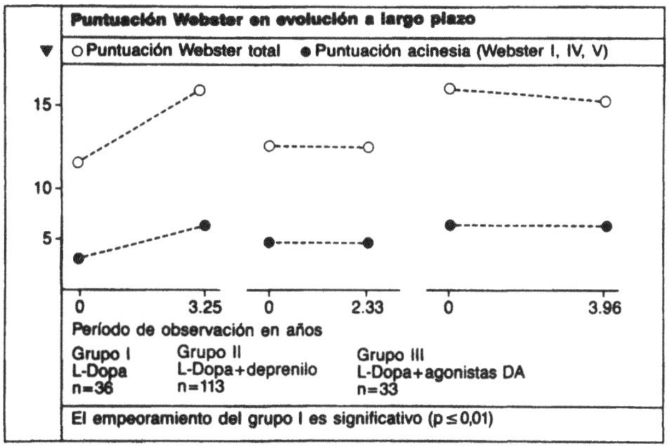

Fig. 4 Modificación de las puntuaciones totales de la Webster Rating Scale en el momento del ingreso dependiendo de las distintas técnicas terapéuticas. Mientras que con la monoterapia con L-Dopa se produce un empeoramiento significativo, con el tratamiento combinado con Deprenyl o agonistas de la DA, como la bromocriptina, la situación permanece estable a lo largo de 2,3 y casi 4 años, respectivamente.

mantuvo estable en los últimos 2, 33 y 3,96 años, de media, respectivamente. Esto evidencia la superioridad de las combinaciones terapéuticas frente a la monoterapia con L-Dopa.

Sin embargo, de ello no puede desprenderse hasta qué punto la combinación de L-Dopa con derivados ergóticos resulta más ventajosa que aquélla con deprenilo. Ambas combinaciones parecen mantener una acción constante respecto de la sintomatología parkinsoniana. Las diferencias entre ambos grupos residen en que los pacientes tratados con derivados ergóticos, ya al iniciarse el tratamiento, presentaban una afectación más grave que aquéllos tratados con deprenilo. No se investigó la influencia de estos tratamientos en la evolución de las fluctuaciones de la movilidad, las cuales son especialmente influenciadas por los agonistas de la DA[16,18].

Puesto que los casos descritos son seguidos de forma continuada, es posible que dentro de algunos años puedan hacerse a este respecto afirmaciones más seguras. También sería interesante plantearse entonces la cuestión de cómo ha evolucionado a largo plazo un grupo de pacientes, hasta ahora todavía reducido, tratado con L-Dopa + derivados ergóticos + deprenilo.

En conjunto se desprende que los derivados ergóticos tienen una influencia favorable sobre la sintomatología parkinsoniana, tanto a corto como a largo plazo. Puesto que lisurida no estaba disponible en el mercado, su empleo hasta ahora había quedado limitado a casos problema. Con toda seguridad, debido a su eficacia y buena tolerancia, tras su introducción en el mercado jugará un papel cada vez más importante en nuestras clínicas.

Bibliografía

[1] Agnoli, A., S. Ruggieri, M. Baldassarre et al.: Dopaminergic ergots in Parkinsonism. In: D. B. Calne, R. Horowski, R. J. McDonald et al. (eds.): Lisuride and Other Dopamine Agonists, pp. 407–417. Raven Press, New York 1983.

[2] Birkmayer, W., P. Riederer: Die Parkinson-Krankheit (Biochemie, Klinik, Therapie). 2. Auflage, Springer Verlag, Wien, New York 1985.

[3] Camerlingo, M., E. Bottacchi, G. D'Alessandro et al.: Un anno di esperienza con ergotderivati nel trattamento di monoterapia di pazienti Parkinsoniani di prima diagnosi. In: A. Agnoli, L. Battistin (eds.): L.I.M.P.E., Atti della 12. Riunione ‚Morbo di parkinson: le nuove terapie', pp. 188–196. Publ. D. Guanella, Roma 1986.

[4] Caraceni, T., P. Giovannini, E. Parati et al.: Bromocriptine and lisuride in Parkinson's disease. In: R. G. Hassler, J. F. Christ (eds.): Advances in Neurology, Vol. 40, pp. 531–535. Raven Press, New York 1984.

[5] Cohen, G.: The pathobiology of Parkinson's disease: Biochemical aspect of dopamine neuron senescence. J. Neural. Transm. (Suppl.) **19** (1983) 89–103.

[6] Danielczyk, W.: Toxische Arzneiwirkungen der Antiparkinsontherapie und ihre Vermeidbarkeit. Z. Gerontol. **17** (1984) 280–284.

[7] Fahn, St., S. Bressman: Should levodopa therapy for parkinsonism be started early or late? Evidence against early treatment. Can. J. Neurol. Sci. **11** (1984) 200.

[8] Heikkila, R. E., A. Hess, R. C. Duvoisin: Dopaminergic neurotoxicity of 1-methyl-4-phenyl-1,2,5,6-tetrahydropyridine in mice. Science **224** (1984) 1451–1453.

[9] Jellinger, K.: Lisurid in der Kombinationsbehandlung des Parkinson-Syndroms. Wien. Med. Wochenschr. **7/8** (1987) 155–159.

[10] Langston, J. W., PH. Ballard: Parkinsonism induced by 1-Methyl-4-Phenyl-1,2,5,6-Tetra-Hydropyridine (MPTP). Can. J. Neurol. Sci. **11** (1984) 160–166.

[11] Lees, A. J.: Current controversies in the use of selegeline hydrochloride. J. Neural. Transm. (Suppl.) **25** (1987) 157–162.

[12] Liebermann, A. N., G. Gopinathan, A. Neophytides et al.: Bromocriptine and lisuride in Parkinson's disease. Ann. Neurol. **13** (1983) 44–47.

[13] Liebermann, A. N., G. Gopinathan, A. Neophytides et al.: Pergolide and lisuride in advanced Parkinson's disease. In: R. G. Hassler, J. F. Crhist (eds.): Advances in Neurology, Vol. 40, pp. 503–507. Raven Press, New York 1984.

[14] McDonald, R. J., R. Horowski: Lisuride in the treatment of parkinsonism. Eur. Neurol. **22** (1983) 240–255.

[15] Muenter, M. D.: Should Levodopa Therapy Be Started Early or Late? Can. J. Neurol. Sci. **11**,1 (1984) 195–199.

[16] Rabey, J. M., M. Streifler, T. Treves et al.: Long term lisuride in Parkinson's disease. Ital. Neurol. Sci. **5** (Suppl. 7) (1987) 55.

[17] Rinne, U. K.: The importance of an early combination of a dopamine agonist and levodopa in the treatment of Parkinson's disease. In: J. van Manen, U. K. Rinne (eds.): Lisuride: A New Dopamine Agonist and Parkinson's Disease, pp. 64–71. Excerpta Medica, Amsterdam 1986.

[18] Rinne, U. K., I. Suchy: Lisuride in the treatment of early parkinson's disease. In: 1st European Congress of Neurology, Prague, April 18–22, 1988 (Abstract).

[19] Ruggieri, S., M. Baldassarre, S. Del Roscio et al.: Conforto tra ‚l'attivita' terapeutica della lisuride e della bromocriptina nel morbo di parkinson. In: Atti. della 7. Riv. LIMPE. Milano, 24./25. Oct. 1980.

[20] Schachter, M., M. P. Sheehy, J. P. Parkes et al.: Lisuride in the treatment of parkinsonism. Acta neurol. Scand. **62** (1980) 382–385.

[21] Suchy, I., R. Horowski: Use of ergot derivative lisuride in Parkinson's disease. In: R. G. Hassler, J. F. Christ (eds.): Advances in Neurology, Vol. 40, pp. 515–521. Raven Press, New York 1984.

[22] Ulm, G.: Experience with lisuride in the treatment of Parkinson's disease. In: D. B. Calne, R. Horowski, R. D. McDonald et al. (eds.): Lisuride and Other Dopamine Agonists, pp. 463–472. Raven Press, New York 1983.

[23] Ulm, G., I. Suchy: Drug treatment of Parkinson's disease with special reference to lisuride. In: J. van Manen, U. K. Rinne (eds.): Lisuride: A New Dopamine Agonist and Parkinson's Disease, pp. 55–63. Excerpta Medica, Amsterdam 1986.

La importancia de una combinación precoz de lisurida y L-Dopa en el tratamiento de la enfermedad de Parkinson

U.K. Rinne

Resumen

Como mostró un estudio prospectivo randomizado de 90 pacientes «de novo» con Parkinson, un tratamiento combinado de 4 años de duración con lisurida y L-Dopa a bajas dosis conduce a una mejoría de la sintomatología semejante a la obtenida mediante una monoterapia con L-Dopa a altas dosis, aunque reduce significativamente las fluctuaciones del movimiento como son la acinesia de fin de dosis y las discinesias. Así mismo, una monoterapia con lisurida de 4 años de duración redujo significativamente las fluctuaciones del movimiento, pero mejoró menos la sintomatología del Parkinson, en comparación con una monoterapia de L-Dopa. Se aconseja iniciar el tratamiento, en una fase precoz de la enfermedad de Parkinson, con una dosis baja de L-Dopa en combinación con un agonista de la dopamina como lisurida.

Introducción

Mediante la normalización del déficit de dopamina en el cuerpo estriado, el tratamiento con L-Dopa atenúa los síntomas de la enfermedad del Parkinson y conduce así a una considerable mejoría de la calidad de vida de estos pacientes de Parkinson. Sin embargo, la L-Dopa no ha resuelto los problemas del tratamiento del Parkinson a largo plazo. El efecto positivo no es de larga duración, y una terapia a largo plazo con L-Dopa provoca la aparición posterior de muchos problemas, especialmente fluctuaciones de la motilidad[11,16,20]. El mecanismo de origen de estas fluctuaciones de la motilidad todavía no está suficientemente claro y el modo de tratar este fenómeno constituye aún un problema grave, por lo que es importante evitar el desarrollo de estas complicaciones. De hecho, algunas experiencias provisionales con bromocriptina[12,13,15] y pergolida[14] demuestran que los agonistas de la dopamina, combinadas precozmente con L- Dopa, pueden ser útiles. Para aclarar esta cuestión se realizó un estudio randomizado prospectivo de 4 años de duración con los pacientes de Parkinson «de novo», aplicando monoterapia con lisurida y comparando la combinación precoz de lisurida y L-Dopa por un lado, y la monoterapia con L-Dopa, por otro.

Método

En el estudio se incluyó a 90 pacientes «de novo» con *Morbus Parkinson* idiopático que no habían sido tratados anteriormente con L-Dopa y que habían sido remitidos por los especialistas al servicio de Neurología de la Universidad de Turku para iniciar una terapia dopaminérgica. Si antes habían sido tratados con anticolinérgicos se mantuvo la medicación durante el estudio.

Mediante un método de randomización, los pacientes fueron divididos en tres grupos: en el grupo 1 se aplicó una monoterapia con L-Dopa, en el grupo 2 una monoterapia con lisurida, y en el grupo 3 una combinación precoz de L-Dopa y lisurida. Si los pacientes no se mostraron suficientemente sensibles a la monoterapia con lisurida después de 3 meses de tratamiento (Fig. 1) se les añadió L-Dopa a la medicación. Así se formó un cuarto grupo con terapia combinada de lisurida y L-Dopa.

Estudio a largo plazo sobre la combinación precoz de lisurida y L-Dopa

Diseño: Comparación de grupos paralelos

Pacientes: 90 pacientes *de novo* con enfermedad de Parkinson idiopática sin terapia previa con L-Dopa, estadio de Hoehn y Yahr I-III

	Número:	Edad:	Duración M.P.
I=L-Dopa/Benseracida	n = 30	61,4 ± 1,6	2,5 ± 0,2
II=Lisurida	n = 30	62,8 ± 1,3	2,2 ± 0,2
III=L-Dopa/Benseracida+Lisurida	n = 30	60,7 ± 2,1	2,4 ± 0,2

→ IV=Lisurida+L-Dopa/Benseracida
100 p. 100

Fig. 1

Según la escala de Hoehn y Yahr los pacientes correspondían a los estadios I-III. En cuanto a la gravedad de la sintomatología del Parkinson y a los datos biográficos no había diferencias significativas entre los grupos de tratamiento, antes del comienzo del estudio (Fig. 1). Las dosis de lisurida se aumentaron paulatinamente hasta alcanzar un efecto terapéutico satisfactorio. Posteriormente se llevó a cabo un seguimiento, con reconocimientos a los 3, 6, 9 y 12 meses, y después, cada 4 meses.

Eficacia respecto a la sintomatología del Parkinson

La tabla 2 muestra la sensibilidad terapéutica medida a través de la Columbia University Rating Scale (CURS), alcanzada durante un tratamiento de 4 años de duración. Durante los primeros 3 meses del tratamiento, la monoterapia con lisurida tuvo como resultado una mejoría significativamente menor al de la monoterapia con L-Dopa, o a la de la combinación precoz de lisurida y L-Dopa. Sólo parecía ser realmente sensible una pequeña parte de los pacientes a la monoterapia con lisurida, y así tener una mejoría a largo plazo. Así fueron transferidos la mayor parte de los pacientes al grupo 4. Después de 2 años sólo seguían siendo tratados el 33 %, y después de 4 años, sólo el 17 % de los pacientes del antiguo grupo 2, con la monoterapia con lisurida (Tabla 2).

Aplicando dosis diarias óptimas, la combinación precoz de L-Dopa y lisurida (grupo 3) produjo una mejoría al alcanzar una reducción de la sintomatología del Parkinson del 60-65 %, comparado con la monoterapia con L-Dopa, dosificada significativamente más alta (grupo 1). Con los pacientes del grupo 2, con sensibilidad terapéutica a una monoterapia con lisurida inicial insuficiente, la aplicación añadi-

Tabla 1. Dosis diarias medias (mg) y número (N) de los pacientes tratados en los primeros 4 años (NW + SEM)

	Duración del tratamiento							
	1 año		2 años		3 años		4 años	
Grupos	mg	(n)	mg	(n)	mg	(n)	mg	(n)
Grupo I								
L-Dopa	718 ± 41	(30)	702 ± 43	(27)	700 ± 44	(26)	668 ± 44	(25)
Grupo II								
Lisurida	1.9 ± 0.1	(16)	1.5 ± 0.2	(10)	1.2 ± 0.2	(6)	1.2 ± 0.2	(5)
Grupo III								
L-Dopa +	455 ± 22***	(29)	446 ± 23***	(28)	459 ± 30***	(28)	484 ± 40***	(27)
Lisurida	1.1 ± 0.2**		1.1 ± 0.2		1.1 ± 0.2		1.1 ± 0.1	
Grupo IV								
Lisurida +	0.7 ± 0.2***	(12)	0.7 ± 0.2**	(15)	0.8 ± 0.1	(19)	0.8 ± 0.1	(20)
L-Dopa	575 ± 49*		640 ± 49		611 ± 42		6.30 ± 42	

* $P<0.05$, ** $P<0{,}01$, *** $P<0{,}001$ comparado con monoterapia de L-Dopa (I) o bien monoterapia con Lisurida (II)

da de L-Dopa llevó a una mejoría significativa consecutiva, alcanzando, después de 3 ó 4 años, el mismo nivel que los pacientes que fueron tratados con una monoterapia con L-Dopa (grupo 4).

Fluctuaciones de la movilidad

Bajo monoterapia con L-Dopa a grandes dosis (grupo 1), se desarrollaron las primeras discinesias y distonías ya durante el primer año del tratamiento. Después de

Tabla 2. Mejoría de la sintomatología del Parkinson (Columbia Univertisy Rating Scale) en % (NW ± SEM) del valor de partida

	Duración del tratamiento							
	1 año		2 años		3 años		4 años	
Grupos	%	(n)	%	(n)	%	(n)	%	(n)
Grupo I L-Dopa	59 ± 5	(30)	58 ± 3	(27)	38 ± 3	(26)	25 ± 4	(25)
Grupo II Lisurida	42 ± 5*	(16)	39 ± 7*	(10)	40 ± 16	(6)	33 ± 10	(5)
Grupo III L-Dopa + Lisurida	65 ± 3	(29)	59 ± 3	(28)	47 ± 3	(28)	28 ± 3	(27)
Grupo IV Lisurida + L-Dopa	50 ± 3	(12)	48 ± 3*	(15)	34 ± 3	(19)	29 ± 3	(20)

*P < 0,05 comparado con la monoterapia con l-Dopa (grupo I)

un tratamiento de 4 años de duración el 62 % de los pacientes padecía de discinesias de tipo pico de dosis. Así mismo, aumentó la incidencia de acinesias de tipo fin de dosis bajo la monoterapia con L-Dopa durante el transcurso del estudio, hasta que el 52 % de los pacientes del grupo 1 tuvieron acinesias de tipo fin de dosis pronunciadas tras de 4 años (Figs. 2, 3).

En cambio, la combinación precoz de L-Dopa y lisurida (grupo 3) mostró significativamente menos acinesias de tipo fin de dosis, y discinesias de tipo pico de dosis que la monoterapia con L-Dopa (grupo 1), llevando una mejoría de la sintomatología del Parkinson, igual a largo plazo. También en el grupo 4, con la combinación tardía de lisurida y L-Dopa, la incidencia de acinesias de tipo fin de dosis fue claramente menor que bajo monoterapia con L-Dopa (Figs. 2, 3). Con los 5 pacientes del grupo 2, los cuales se mantuvieron con una monoterapia con lisurida durante 4 años, no hubo ningún caso con acinesia de tipo fin de dosis o discinesias de tipo pico de dosis.

También con respecto a otra forma de fluctuaciones, como la acinesia matutina, acinesia nocturna, distonía matutina y la distonía diaria, se mostraron diferencias, tendencialmente parecidas, si bien no siempre significativas entre los distintos tratamientos. Episodios de Freezing, sin embargo, se desarrollaron en cada grupo, aunque sólo en pocos pacientes. Probablemente, este fenómeno está relacionado más bien con la progresión de la enfermedad, que con los diversos tratamientos (Tabla 3).

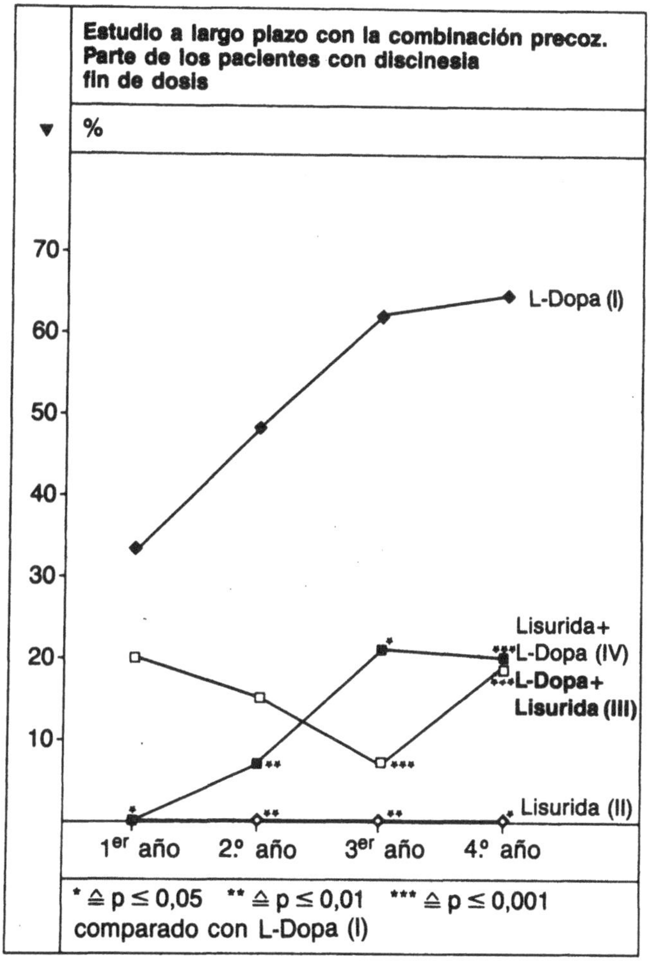

Fig. 2

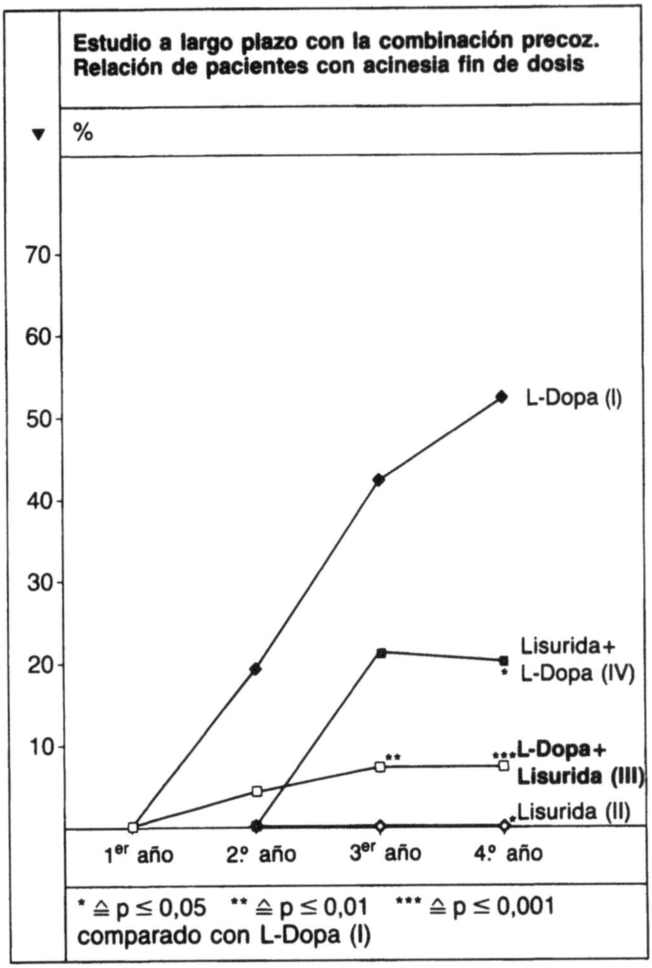

Fig. 3

Resultados

Dosificaciones

La tabla 1 muestra la dosis diaria media óptima, que era necesaria. Se observó que la dosis media de lisurida en la terapia combinada (grupos 3 y 4) era menor que en la monoterapia con lisurida (grupo 2). Bajo la combinación precoz de L-Dopa y lisurida (grupo 3) fue mucho más baja la dosis media de L-Dopa que en los pacientes sometidos a una monoterapia con L-Dopa (grupo 1). Para la combinación tardía de lisurida y L-Dopa (grupo 4) se pudo constatar algo parecido, pero aquí

Tabla 3. Fluctuaciones de la movilidad después de 4 años

Sintomatología	Grupo I L-Dopa (n = 25) n	(%)	Grupo II Lisurida (n = 5) n	(%)	Grupo III L-Dopa + Lisurida (n = 27) n	(%)	Grupo IV Lisurida + L-Dopa (n = 20) n	(%)
1. Acinesia fin de dosis	13	(52)	0*	(0)	2***	(7)	4*	(20)
2. Acinesia matutina	9	(36)	0	(0)	2*	(7)	3	(15)
3. Acinesia nocturna	6	(24)	0	(0)	2	(7)	3	(15)
4. Freezing, relacionado con la dosis	2	(8)	0	(0)	2	(7)	1	(5)
5. Freezing, no relacionado con la dosis	2	(8)	0	(0)	2	(7)	3	(15)
6. Distonía matutina temprana	6	(24)	1	(20)	1*	(4)	2*	(10)
7. Distonía durante el día	11	(44)	0	(0)	2**	(7)	2*	(10)
8. Discinesia pico de dosis	16	(64)	0*	(0)	5***	(19)	4**	(20)

*$p<0{,}05$, **$p<0{,}01$, ***$p<0{,}001$ comparado con L-Dopa, Mantel-Haenszel-Test

la diferencia sólo fue estadísticamente significativa durante el primer año del tratamiento.

Interrupciones del estudio y efectos secundarios

La causa principal para la interrupción de la monoterapia con lisurida fue la respuesta terapéutica insuficiente (Tabla 4). Estos pacientes fueron tratados después, además, con L-Dopa y observados en lo sucesivo como grupo 4. Efectos secundarios psíquicos tales como alucinaciones y estados confusionales obligaron a la interrupción de la monoterapia con lisurida en un paciente y de la terapia combinada con lisurida y L-Dopa en 4 pacientes. La mortalidad fue de 8 pacientes durante el tratamiento de 4 años de duración (Tabla 4). En 7 pacientes a los que se aplicaba monoterapia con lisurida y en 3 pacientes sometidos a terapia combinada con lisurida y L- Dopa fue necesario una dosis adicional de domperidona por la aparición de náuseas, pero ello no ocurrió en los pacientes que fueron tratados solamente con

Tabla 4. Suspensiones de terapia a los de 4 años

Origen	Grupo I L-Dopa (n = 30)	Grupo II Lisurida (n = 30)	Grupo III L-Dopa + Lisurida (n = 30)	Grupo IV Lisurida + L-Dopa (n = 21)
Eficacia insuficiente	—	21	—	
Alucinaciones/estados confusionales	—	1	3	1
Fallecidos	5*	3**	—	—

*2 infartos de miocardio, 2 embolias pulmonares, 1 sepsis, **1 infarto de miocardio, 1 neoplasia maligna, 1 suicidio

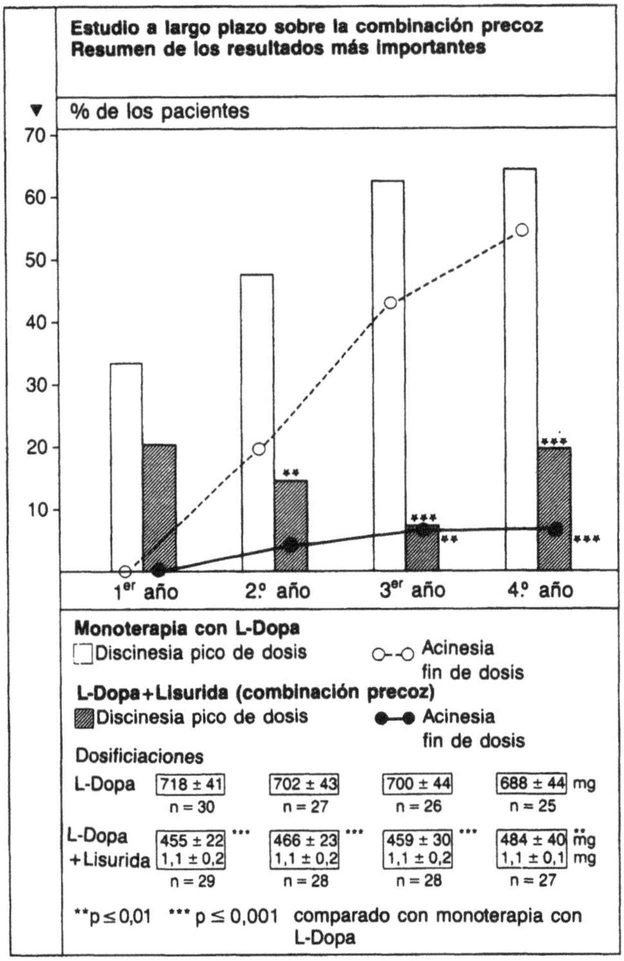

Fig. 4

L-Dopa. Respecto a otros efectos secundarios clínicamente importantes, no hubo diferencias significativas (Tabla 4 y Fig. 4) entre los grupos de tratamiento. A pesar de los efectos secundarios, ligeramente más altos, la combinación precoz de L-Dopa y lisurida demuestra ser claramente superior a una monoterapia con L-Dopa (Fig. 4).

Discusión

Este estudio randomizado prospectivo con seguimiento posterior, demuestra que la terapia combinada precoz con lisurida y L-Dopa a dosis bajas, no sólo mejora la sintomatología de la enfermedad de Parkinson, sino que, además, evita el desarrollo de fluctuaciones de la motilidad, sobre todo la acinesia de fin de dosis y discinesias de tipo pico de dosis. De ahí que este estudio randomizado confirme el diagnóstico provisional de estudios no randomizados con bromocriptina[12,13,15] y pergolida[14].

A pesar de la importancia de que lisurida produzca un número significativamente menor de fluctuaciones de la movilidad que una monoterapia con L-Dopa, no parece poder deducirse, de los resultados existentes, que fuera apropiada una monoterapia con lisurida para la mayoría de los pacientes que requieren una terapia primaria de la enfermedad de Parkinson. A este respecto, la sensibilidad terapéutica hacia lisurida parece ser semejante a la de la bromocriptina[13,15] y pergolida[14]. ¿Por qué la monoterapia con lisurida, tal como la bromocriptina, no es suficientemente eficaz en la mayoría de los pacientes de Parkinson enfermos «de novo»?

Estos agonistas de la dopamina estimulan sólo, o en su mayoría, a los receptores de la dopamina D-2[5,7]. Como se demostró en exploraciones experimentales animales[17,18], parece ser necesaria para obtener un efecto terapéutico satisfactorio, una estimulación simultánea, tanto de los receptores D-2 como de los receptores D-1. De ahí que se necesite, además del agonista de la dopamina, también la dopamina, aportada como L-Dopa exógena. Este hecho se vería reforzado por la hipótesis, según la cual algunos cambios en la conformación de los receptores de la dopamina, inducidos por la dopamina, podrían explicar el efecto sinérgico de L-Dopa y agonistas de la dopamina[4]. Según algunos estudios experimentales, la estimulación de receptores D-1, inducida por dopamina, potencia el efecto de los agonistas de la dopamina sobre los receptores D-2[19].

¿Por qué, bajo monoterapia con lisurida o bajo terapia combinada precoz con L-Dopa y lisurida se producen menos acinesias de tipo fin de dosis y menos discinesias que bajo monoterapia con L-Dopa?

En la terapia combinada con lisurida y L-Dopa se alcanza un efecto terapéutico satisfactorio con dosis de L-Dopa menores a las que deben aplicarse si se usa L-Dopa solamente. Esto podría constituir un factor importante en la disminución del riesgo de complicaciones bajo terapia de L-Dopa a largo plazo. El hecho de poder evitar fluctuaciones del movimiento, sobre todo la acinesia fin de dosis, podría ser, sin embargo, no tan sólo una consecuencia de la baja dosis de L-Dopa, sino que también podría basarse en otros factores. Podría influir, por ejemplo, la eficacia farmacocinética de lisurida, más larga en comparación con L-Dopa, y la sensibilidad terapéutica alcanzada a nivel de los receptores de la dopamina del cuerpo estriado.

Por otra parte, podría deberse a ciertos cambios en los mecanismos de los receptores de la dopamina o a un efecto de acumulación de ésta. Se sospechó así mismo que los trastornos de fin de dosis podían ser atribuidos a un defecto de síntesis, de acumulación o de liberación de la dopamina en las neuronas dopaminérgicas nigroestriadas. El origen de esto debe atribuirse a un trastorno de los mecanismos «feed-back», mediados por autorreceptores D-2 presinápticos[2]. De hecho, se mostró en estudios PET una capacidad reducida de acumulación de dopamina del cuerpo estriado en los trastornos de tipo fin de dosis[6]. Puede pensarse, por tanto, que en la prevención de este proceso fisiopatológico, la combinación terapéutica precoz de L-Dopa con un agonista de la dopamina, como lisurida o bromocriptina, que muestran gran afinidad con los autorreceptores presinápticos D2, pueda normalizar durante un período más largo de tiempo la función de la neurotransmisión dopaminérgica en el cuerpo estriado, que con una monoterapia con L-Dopa. Así, la aplicación de lisurida por microiontoforesis sobre la capacidad de descarga de las neuronas dopaminérgicas, hacen suponer un efecto duradero de este fármaco sobre los autorreceptores D2[3].

Según estos resultados, lisurida es un agonista y antagonista simultáneamente. En un modelo en el que los receptores de la dopamina están siendo estimulados por dopamina u otros agonistas de la dopamina, como apomorfina, en repetidas ocasiones, lisurida actúa como antagonista. Por el contrario, si los receptores de la dopamina están libres, lisurida actúa como un agonista, desplazando la dopamina, liberada excesivamente, de los receptores postsinápticos y reduciendo así las hipercinesias. Al mismo tiempo, se evita una hiperestimulación de autorreceptores presinápticos, y se mantiene de este modo la acumulación y la liberación de dopamina. Por otra parte, cuando hay una carencia de dopamina en el cuerpo estriado lisurida puede reemplazar el efecto de ésta sobre los receptores postsinápticos, y así mejorar la motilidad.

Por lo tanto, la combinación precoz de un agonista de la dopamina y L- Dopa parece mantener un equilibrio mejor entre los receptores D-1 y D-2 postsinápticos, así como con los autorreceptores D-2 presinápticos, que una monoterapia de L-Dopa a altas dosis. De este modo, es posible mantener los mecanismos «feed-back» de la neurotransmisión en el cuerpo estriado durante más tiempo de lo que sería posible con L-Dopa solamente.

Conclusiones

1. L-Dopa sigue siendo el medicamento más efectivo en el tratamiento básico de la enfermedad de Parkinson. En la terapia a largo plazo, sin embargo, se producen con incidencia creciente fluctuaciones de la motilidad.
2. Es importante evitar el desarrollo de estas fluctuaciones para lo cual podrían ser útiles algunos agonistas de la dopamina.
3. Una monoterapia con lisurida sola parece llevar a un menor número de los pacientes a una mejoría suficiente de la sintomatología del Parkinson.
4. La monoterapia con lisurida conduce a una ligera mejoría del Parkinson a largo plazo, pero también produce un número significativamente menor de fluctuaciones de la motilidad que una monoterapia con L-Dopa.

5. La combinación precoz de bajas dosis de L-Dopa y lisurida mejora la sintomatología del Parkinson tanto como dosis óptimas de L-Dopa, pero al mismo tiempo evita la evolución de fluctuaciones de la motilidad, sobre todo de acinesias de fin de dosis y discinesias.

6. El tratamiento de la enfermedad de Parkinson debería iniciarse en fases precoces de la enfermedad, con dosis de L-Dopa bajas en combinación con un agonista de la dopamina, como lisurida.

Bibliografía

[1] Birkmayer, W.: Medical treatment of Parkinson's disease: General review, past and present. In: W. Birkmayer, O. Hornykiewicz (eds.): Advances in Parkinsonism, pp. 407–423. Editiones Roche, Basle 1976.

[2] Carlsson, A.: Are „on-off" effects during chronic L-Dopa treatment due to faulty feedback control of the nigrostriatal dopamine pathway? J. Neural Transm. **19** (1983) 153–161.

[3] Gessa, G. L.: Agonist and antagonist actions of lisuride on dopamine neurons: electrophysiological evidence. J. Neural Transm. (Suppl.) **27** (1988) 201–210.

[4] Goldstein, M., A. Lieberman, E. Meller: A possible molecular mechanism for the antiparkinsonian action of bromocriptine in combination with levodopa. Trends Pharmacol. Sci. **6** (1985) 436–437.

[5] Horowski, R., H. Wachtel: Pharmacological effects of lisuride in rodents mediated by dopaminergic receptors: mechanism of action and influence of chronic treatment with lisuride. In: K. Fuxe, D. B. Calne (eds.): Dopaminergic ergot derivatives and motor function, pp. 237–251. Pergamon Press, Oxford 1979.

[6] Leenders, K. L., S. Herold, A. J. Palmer et al.: Human cerebral dopamine system measured in vivo using PET. J. Cerebral Blood Flow Metab. **5/1** (1985) 157–158.

[7] Markstein, R.: Neurochemical effects of some ergot derivatives: a basis for their antiparkinsonian actions. J. Neural Transm. **51** (1981) 39–59.

[8] Ogawa, N., Y. Yamawaki, H. Kuroda et al.: Differences in the effects of levodopa and bromocriptine on rat striatal dopamine receptors. Neurosciences **10** (1984) 259–266.

[9] Poewe, W. H., A. J. Lees, G. M. Stern: Low-dose L-Dopa therapy in Parkinson's disease: A 6-year follow-up study. Neurology **36** (1986) 1528–1530.

[10] Rajput, A. H., W. Stern, W. H. Laverty: Chronic low-dose levodopa therapy in Parkinson's disease: an argument for delaying levodopa therapy. Neurology **34** (1984) 991–996.

[11] Rinne, U. K.: Treatment of Parkinson's disease: problems with a progressing disease. J. Neural Transm. **51** (1981) 161–174.

[12] Rinne, U. K.: New ergot derivatives in the treatment of Parkinson's disease. In: D. B. Calne, R. Horowski, R. J. McDonald et al. (eds.): Lisuride and other dopamine agonists, pp. 431–442. Raven Press, New York 1983.

[13] Rinne, U. K.: Combined bromocriptine-levodopa therapy early in Parkinson's disease. Neurology **13** (1985) 1196–1198.

[14] Rinne, U. K.: Dopamine agonists as primary treatment in Parkinson's disease. In: M. D. Yahr, K. J. Bergmann (eds.): Advances in neurology, pp. 519–523. Raven Press, New York 1986.

[15] Rinne, U. K.: Early combination of bromocriptine and levodopa in the treatment of Parkinson's disease: A 5-year follow-up. Neurology **37** (1987) 826–828.

[16] Rinne, U. K., V. Sonninen, T. Siirtola: Long-term treatment of parkonsonism with L-Dopa and decarboxylase inhibitor: A clinical and biochemical approach. In: W. Birkmayer, O. Hornykiewicz (eds.): Advances in Parkinsonism, pp. 555–565. Editiones Roche, Basle 1976.

[17] Robertson, G. S., H. A. Robertson: Synergistic effects of D1 and D2 dopamine agonists on turning behaviour in rats. Brain Res. **384** (1986) 387–390.

[18] Starr, B. S., M. S. Starr: Behavioural interactions involving D_1 and D_2 dopamine receptors in non-habituated mice. Neuropharmacology **26** (1987) 613–619.

[19] Waddington, J. L.: Behavioural correlates of the action of selective D-1 dopamine receptor antagonists. Impact of SCH 23390 and SKF 8366, and functionally interactive D-1:D-2 receptor system. Biochem. Pharmacol. **35** (1986) 3661–3667.

[20] Yahr, M. D.: Evaluation of long-term therapy in Parkinson's disease: Mortality and therapeutic efficacy. In: W. Birkmayer, O. Hornykiewicz (eds.): Advances in Parkinsonism, pp. 435–443. Editiones Roche, Basle 1976.

Resumen de la discusión

Schneider: De los diversos estudios realizados, me llaman sobre todo la atención los resultados de investigación de Ulm y LeWitt, según los cuales la acinesia fue la más favorablemente influida, y en menor grado el temblor y rigidez, con el tratamiento con lisurida. Para LeWitt la hipomimia fue un factor decisivo para la mejoría de la acinesia. ¿Estos resultados no son debidos en parte al hecho de que la disposición o el estado de impulso fue especialmente favorecido? ¿Existen estudios, quizá incluso de carácter psicológico, para aclarar este factor?

Frieling: En relación con el estudio de LeWitt no se realizaron tales estudios, que yo sepa.

Ulm: En principio, los pacientes se encuentran mejor, con progresos también en la mímica. Seguramente es difícil diferenciar entre lo que es debido a la acinesia o bien a la mejoría de la depresión. No hemos estudiado el estado psíquico con métodos de pruebas psicológicas. Respecto al temblor, pienso que hemos estudiado un conjunto de enfermos diferente. Con nuestros pacientes el temblor no ha desempeñado un papel importante, siendo, en cambio, muy frecuentes las fluctuaciones, aunque en ocasiones, existía un temblor ligero, que también mejoró. Probablemente el amortiguamiento del temblor es mucho más claro en un tratamiento inicial, si el temblor es un eminente síntoma cardinal. Creo que en nuestras investigaciones los resultados son distintos porque el conjunto de enfermos con el que se ha trabajado es diferente.

Fünfgeld: ¿Han cambiado en ocasiones de bromocriptina a lisurida? Nosotros a veces cambiamos de bromocriptina a lisurida con buen resultado, y tuvimos la impresión de que es mejor tolerado. ¿Han comprobado si en el tratamiento con lisurida se produce una intolerancia contra la L-Dopa? Nosotros tenemos algunos casos, en los cuales parece ser mejor la tolerancia de L-Dopa bajo tratamiento con lisurida.

Ulm: Nosotros somos relativamente pragmáticos y por tanto sólo recetamos un medicamento que todavía no está a la venta, cuando no podemos solucionar el problema con los que ya hay. Así, lisurida la empleamos sólo si no es posible administrar bromocriptina por ser ésta poco eficaz o por sus efectos secundarios. Con muchos pacientes ni lo intentamos, porque nos comunican una intolerancia previa que no controlamos si efectivamente existe en cada caso. Con estos pacientes iniciamos, desde el principio, el tratamiento con lisurida, aunque es posible que no exista realmente la intolerancia contra bromocriptina, que ellos refieren. Probablemente sólo sería un aumento demasiado rápido de la dosis en el marco doméstico o algunos síntomas concomitantes no específicos que fueron calificados como intolerancias y atribuidos al preparado. Por tanto, no podemos afirmar con seguridad si generalmente lisurida es mejor que bromocriptina. Yo sólo tengo la impresión de que es bien tolerada.

Sin embargo, al hablar de intolerancia de L-Dopa nos referimos a efectos secundarios, por ejemplo en forma de alucinaciones; no puedo decir exactamente que lisurida ofrezca ventajas con respecto a otros fármacos, aunque es posible, frecuentemente mediante una hábil combinación, de dosis y número de las tomas, reducir también aquellos efectos secundarios, manteniendo la movilidad.

Mertens: ¿Se puede decir algo sobre la duración de la eficacia de bromocriptina y lisurida?

Frieling: Los únicos estudios comparativos directos que se han realizado fueron llevados a cabo durante períodos más cortos de tiempo, por lo que tenemos pocos datos sobre lisurida. Por ejemplo, en el estudio de Rabey los pacientes fueron seguidos durante 4 años, y se demostró una eficacia casi igual en ambos fármacos. De los resultados del estudio de Rinne se puede deducir que los pacientes empeoran con el tiempo, como sucede con todas las terapias de larga duración en la enfermedad. Claro que hay que preguntarse si se interpreta esto como una disminución de la eficacia o como un progreso de la enfermedad, que lógicamente tampoco puede detenerse con lisurida. En resumen, se puede decir que la combinación con lisurida parece ser superior que la monoterapia con L-Dopa.

Steinbrecher: Wachtel afirmaba que con roedores se observa un aumento del efecto, tanto en cuanto a la duración como en cuanto a la intensidad, después de las tomas de lisurida. Se puede deducir de estudios clínicos efectos semejantes y, si fuera así, ¿cómo se explicaría esto, si se elimina la acumulación?

Ulm: En la práctica se irá aumentando la dosis paulatinamente, hasta que se crea haber alcanzado un efecto suficiente. Aumentando más se podrían producir algunos efectos secundarios, como estados de confusión, alucinaciones o discinesias, lo que no permitiría alcanzar más efectos adicionales sobre la movilidad. Nosotros hemos administrado de promedio 0,8 mg, con lo que el paciente conservaba una movilidad suficiente y aunque pensábamos que no valdría la pena aplicar una dosis más alta, a veces aumentábamos la dosis aún más; si el paciente no mostró mejoría después de 1 o 2 semanas, reducíamos la dosis de nuevo.

Przuntek: Nosotros observamos que la dosis inicial clínica necesaria para el tratamiento óptimo del paciente debe reducirse de todos modos después de 3 ó 4 meses, o después de un período más largo, para evitar los efectos secundarios. El efecto motor permaneció prácticamente sin modificaciones.

Salganik. Quiero hacer algunos comentarios respecto a experiencias con bromocriptina y el tratamiento con lisurida. Algunos pacientes en la consulta externa rechazan un tratamiento con bromocriptina después de haberlo recibido durante un corto período de tiempo, debido a los efectos secundarios. El tratamiento parenteral con lisurida es más efectivo que el tratamiento por vía oral. En mi estudio he realizado tratamientos parenterales y por vía oral, y he observado que los pacientes responden mejor a la administración parenteral de lisurida, aunque creo que el efecto disminuyó un poco cuando se continuó el tratamiento por vía oral, y cuando se reinstauró de nuevo el tratamiento parenteral, el efecto mejoró de nuevo. Creo que posiblemente la administración de tratamiento parenteral y por vía oral conduciría hacia una mayor eficacia.

Ulm: No puedo confirmarlo del todo. Si se procede según el esquema de Frieling, en el cual el tratamiento oral se asocia al parenteral, el efecto se estabiliza al cabo de 7 días.

Frieling: Esto, por supuesto, es un problema de dosificación. La posibilidad de lisurida de estar biológicamente disponible es muy variable. Hemos comprobado que una ampolla equivale a un comprimido en cuanto a eficacia, pero esto no tiene que ser exacto para cada paciente. Por diversas circunstancias, puede haberse producido una mala absorción que obliga al paciente a tomar más comprimidos de lo normal.

Ulm: Después de 7 días, la dosis es de 0,6 mg. La dosis media es alta y aún puede aumentarse más en casos aislados.

Claus: ¿Cómo evaluarían el efecto de la amantadina en comparación con L-Dopa y deprenilo? Frecuentemente los pacientes en fase tardía reciben dopamina combinada, a menudo, con amantadina. ¿Existen datos que indiquen si es razonable suspender la administración de otros fármacos como por ejemplo deprenilo o amantadina, en el tratamiento con lisurida?

Ulm: Mientras estemos convencidos de la eficacia de un fármaco mantendremos su administración, y en caso necesario añadiremos otro. Por supuesto, seguimos utilizando amantadina, anticolinérgicos y otros fármacos comunes. En nuestros tres grupos había pacientes que recibían amantadina y anticolinérgicos.

Fisher: ¿Así que los pacientes recibían combinaciones quíntuples y séxtuples?

Ulm: Normalmente combinaciones quíntuples.

Ferbert: ¿Se sabe si los agonistas de la dopamina ejercen en realidad un efecto sobre el proceso de la enfermedad en el síndrome de Parkinson? Existían sospechas de ello con la L-Dopa y por eso se recomienda dosificarla con precaución al principio. ¿No se tendría que tener mucho cuidado con el tratamiento?

Ulm. Existe un estudio de Lees y Stern, en el que se comparan grupos de pacientes, tratados inicialmente con monoterapia de L-Dopa, o bien de bromocriptina. Se constató que el grupo de bromocriptina era menos sensible, posteriormente, a la combinación con L-Dopa que el grupo con bromocriptina, que fue tratado con L-Dopa adicionalmente, pero no se conoce aún el porqué de esta reacción.

Frieling: Si no me equivoco, este trabajo no fue confirmado nunca. Los resultados del estudio de Rinne indican que, en principio, respondieron igual los pacientes tratados con monoterapia con lisurida y en los que posteriormente se instauró tratamiento combinado, que los pacientes que desde el principio recibieron lisurida y L-Dopa. No hay indicios de que en estos pacientes la L-Dopa ya no sea eficaz.

N.N.: ¿Indican los resultados de su estudio que conviene iniciar el tratamiento con L-Dopa en una fase tardía?

Rinne: Existen tres posibilidades para impedir la aparición de fluctuaciones. Primero, la posibilidad de instaurar tardíamente el tratamiento con L-Dopa; segundo, la aplicación de una dosis baja de L-Dopa, y tercero, la posibilidad de un tratamiento combinado con un agonista de la dopamina y L-Dopa en una fase temprana, lo que desde mi punto de vista es lo más eficaz. Con una monoterapia precoz con L-Dopa se producen fluctuaciones abundantes, sobre todo acinesia de fin de dosis, después de 3 ó 4 años. ¿Se puede ofrecer al paciente más años de vida con un tratamiento precoz con L-Dopa? Así parece, según el estudio de Birkmayer, bajo tratamiento con L-Dopa y deprenilo, pero es también posible con una monoterapia con L-Dopa. El seguimiento de nuestros pacientes en tratamiento con L-Dopa desde los años sesenta muestra que se producen invalideces leves, regulares y graves, y que la supresión del tratamiento con L-Dopa no está completamente justificada. Este seguimiento también mostró que sí se puede ganar de 4 a 6 años, si se comienza el tratamiento con L-Dopa en los estadios I o II, pero que se pierde esta posibilidad si el tratamiento se instaura tardíamente en la fase III-V. Un aplazamiento de la terapia con L-Dopa tiene, por otra parte, un efecto positivo sobre el desarrollo de fluctuaciones. Parece, pues, adecuado instaurar un tratamiento combinado precoz con un agonista de dopamina, como lisurida, y L-Dopa, en una fase precoz, por lo que propongo posponer la monoterapia inicial con L-Dopa, pero no un tratamiento combinado precoz.

N.N.: ¿Ha tratado de valorar cuantitativamente los pacientes, con los cuales se realizó una monoterapia con L-Dopa a largo plazo? ¿Alcanzan estos pacientes el nivel de los que se trataron desde el principio con lisurida y L-Dopa, después de haber cambiado el tratamiento de los primeros a tratamiento combinado con ambos fármacos?

Rinne: La indicación para el tratamiento con agonistas de dopamina era, en principio, constituir un tratamiento de apoyo, por si acaso disminuía la sensibilidad o se producían fluctuaciones. Por supuesto, esto se podrá estudiar, pero no era el proyecto de nuestro estudio. Nosotros procuramos tratar a nuestros pacientes el tiempo más largo posible con monoterapia con lisurida. Si podemos añadir L-Dopa al tratamiento de estos pacientes después de 3 meses, un año o incluso 3 años, se produce una mejoría significativa. Stern posiblemente trató a pacientes en estadios muy avanzados de la enfermedad, ya que fueron referidas mejorías insuficientes. Por el contrario, nosotros pudimos observar mejorías claras con otros agonistas de la dopamina, tanto como con lisurida, cuando se añadió posteriormente L-Dopa. Lisurida es eficaz por lo menos en los pacientes enfermos *de novo*, los cuales no fueron tratados previamente con L-Dopa.

Vogel: Los resultados con lisurida parecen ser semejantes a los de bromocriptina con tratamiento precoz. ¿Preferiría lisurida antes que otros alcaloides de la ergotamina? Todos los demás preparados se usan frecuentemente desde hace varios años y son relativamente seguros.

Rinne: No he realizado un estudio randomizado, comparativo sobre cuál de los agonistas de la dopamina es más eficaz. Para mí no parece haber grandes diferencias entre todos estos preparados.

N.N.: ¿Tiene alguna experiencia con el «drug-holiday», por si pudiera observarse un número más reducido de fluctuaciones?

Rinne: El «drug-holiday», desde mi punto de vista, es un modo de reducir la dosis total de dopamina. Posiblemente se producen menos fluctuaciones.

Fasshauer: ¿Cómo valora un tratamiento combinado precoz con deprenilo y L-Dopa en vez de una monoterapia con lisurida o de un tratamiento combinado con lisurida y L-Dopa?

Rinne: Respecto a la importancia de posibles productos metabólicos tóxicos de la dopamina, esto es un punto importante. No está claro el papel que desempeñan algunos inhibidores de la monoaminooxidasa en la sensibilidad terapéutica a largo plazo, o en el índice de supervivencia. No estoy convencido de que se pueda impedir el progreso de la enfermedad mediante el empleo de deprenilo y L-Dopa. Por ejemplo, en nuestro conjunto de pacientes la expectativa de vida de los que fueron tratados con monoterapia con L-Dopa fue tan alta como la de los pacientes que recibieron deprenilo y L-Dopa, de los cuales habló Birkmayer. Posiblemente sus pacientes, tratados con L-Dopa, estaban en estadios ya demasiado avanzados. No se pueden sacar conclusiones realmente globales de este trabajo, ya que no se trata de un estudio controlado randomizado. Por otra parte, en el tratamiento combinado con deprenilo y L-Dopa, se puede reducir significativamente la dosis de L-Dopa y tener así quizá la posibilidad de evitar las complicaciones, inducidas por L-Dopa.
Hemos tratado a un grupo de pacientes con L-Dopa, deprenilo y lisurida y los hemos observado durante casi 3 años.
En este tratamiento triple con 10 mg de deprenilo y 1,5 mg de lisurida se necesitan sólo unos 200 mg de L-Dopa para alcanzar una sensibilidad terapéutica óptima. Pero si esto es mejor que la combinación precoz de L-Dopa con lisurida no se podrá demostrar hasta dentro de 2 años.

Horowski: Usted propone una combinación de mecanismos farmacocinéticos y farmacológicos que influyen en la evitación o aplazamiento de las fluctuaciones. Yo creo que en ambas posibilidades sería interesante determinar el papel que desempeñan y su relevancia, mediante un tratamiento combinado precoz, porque se trata de un mecanismo preferentemente presináptico y con menos efectos sobre sistemas postsinápticos. Por otra parte, estamos preparando un estudio para la perfusión continua de lisurida en pacientes enfermos «de novo». Este estudio, bastante complicado, podría decirnos si la farmacocinética, un nivel muy estable de medicamentos dopaminérgicos y la estimulación continua desempeñan algún papel en el aplazamiento de la ocurrencia fluctuaciones.

Rinne: Estoy de acuerdo con sus conclusiones. Supongo que aquí intervienen mecanismos postsinápticos. Un estudio en este sentido sería, por lo tanto, muy interesante e importante.

La aplicación parenteral de lisurida: bases cinéticas y primeras experiencias

I. Suchy, W. Krause

El modo de actuar de un medicamento está principalmente influido por su cinética, es decir, por su absorción en el cuerpo, su distribución y su excreción. La cuestión básica es: ¿hay la cantidad suficiente de substancia activa en el lugar donde debe actuar en el momento adecuado? Para la mejor ilustración de la eficacia de un medicamento antiparkinsoniano y de la relación posible entre circunstancias cinéticas y el origen de fluctuaciones de la motilidad, mostramos su transcurso cronológico a 4 niveles consecutivos.

— Nivel de substancia activa en el plasma: periferia.

— Nivel intracerebral de substancia activa: sistema nervioso central (SNC).

— Nivel de estimulación de neuronas dopaminérgicas en los ganglios basales: SNC.

— Movilidad del paciente de Parkinson: periferia.

Mientras los parámetros periféricos se pueden medir directamente, los centrales sólo pueden medirse indirectamente, aunque esperamos que en un futuro próximo se podrán medir cuantitativamente también las funciones intracerebrales mediante exploraciones de tipo PET.

Al comienzo de un tratamiento oral de pacientes de Parkinson con L-Dopa o lisurida la situación es la siguiente: el nivel efectivo de la substancia en el plasma sube después de la absorción de una dosis oral y desciende lentamente. El nivel máximo y el declive del crecimiento dependen de la cantidad de la substancia activa, de la rapidez de la absorción en el tubo digestivo, del grado de descomposición metabólica durante el primer paso hepático (el llamado «first-pass-effect») y de la rapidez de su abandono de la sangre, es decir, de su distribución en el organismo y su metabolización.

Para lisurida la absorción en el tubo digestivo no produce problema alguno y es completa. El «first-pass-effect», sin embargo, es de 80-90 %, lo que quiere decir que sólo el 10-20 % de la dosis absorbida entra en la circulación mayor y tiene así la posibilidad de llegar, a través de la barrera hematoencefálica, al lugar efectivo, los receptores dopaminérgicos en los ganglios basales. En aproximadamente 2 horas, el nivel plasmático desciende a la mitad, es decir, el tiempo de vida media de eliminación plasmática es aproximadamente 2 horas[1].

Con la L-Dopa la situación es parecida si presuponemos una pauta conjunta con un inhibidor de la decarboxilasa periférica. La absorción de la L-Dopa es menos segura que la de lisurida (el efecto «first-pass»); y además, el tiempo de vida media es de 60-90 minutos, algo más corto que con lisurida. El nivel plasmático no es constante bajo tratamiento oral a intervalos de dosis estándares, igual que con lisurida; ambas substancias pasan la barrera hematoencefálica.

L-Dopa depende de un mecanismo de transporte, en el cual otros aminoácidos pueden actuar competitivamente. Esto es importante, en primer lugar, después de comidas con muchas proteínas, ya que puede llevar a que la dosis de L-Dopa del paciente de Parkinson alcance su lugar efectivo con mucho retraso. En segundo lugar, la competencia entre L-Dopa y 3-0-metildopa es discutida como origen de fluctuaciones de la movilidad, tanto en la barrera hematoencefálica como en el receptor; en repetidas ocasiones. 3-0-metildopa, un producto del catabolismo de la L-Dopa, alcanza, debido a su tiempo de vida media, niveles plasmáticos mucho más altos que los de la L-Dopa. No obstante, la cantidad total no basta para desplazar a la

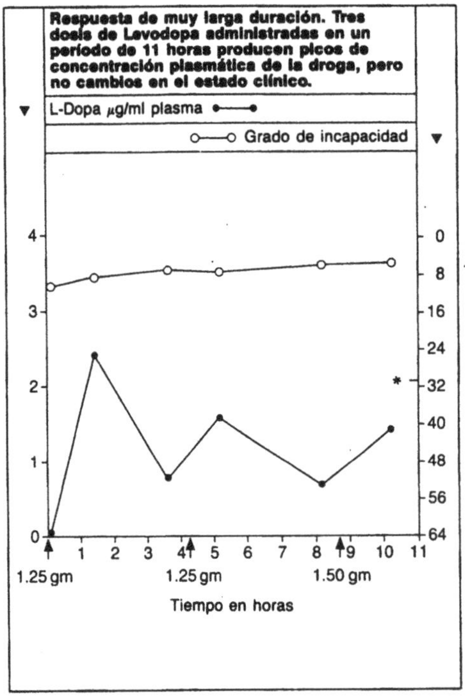

Fig. 1 Eficacia del medicamento de larga duración, pese a que los niveles plasmáticos fluctúan muy fuertemente. (Según Muenter[2].)

L-Dopa, y ser tenido en cuenta como origen de un efecto anómalo de la L-Dopa en los tratamientos de larga duración.

Lisurida pasa la barrera hematoencefálica sin retraso. Se puede suponer que los niveles activos intracerebrales de la substancia, tanto de lisurida como de L-Dopa, fluctúan de un modo similar al de los niveles periféricos. Puesto que la movilidad periférica en un Parkinson inicial (Fig. 1) perdura, pese al progresivo descenso de los niveles de L-Dopa, debe de haber un mecanismo intracerebral que transforme las oscilaciones plasmáticas de los niveles de L-Dopa en una estimulación continua de los receptores dopaminérgicos postsinápticos de los ganglios basales. Actualmente casi se puede tener la seguridad que la dopamina se acumula presinápticamente. Dónde y cómo se realiza esta acumulación, es todavía controvertido. De todos modos es liberada en la hendidura sináptica si es necesario y estimula los receptores postsinápticos, si las neuronas presinápticas están en funcionamiento.

Se piensa que con lisurida la situación es algo diferente. Debido a la alta afinidad por el receptor de la dopamina, que es mucho más alta que la de la propia dopamina, ocupa el sitio en el receptor de larga duración y salva de este modo el tiempo hasta la próxima dosis.

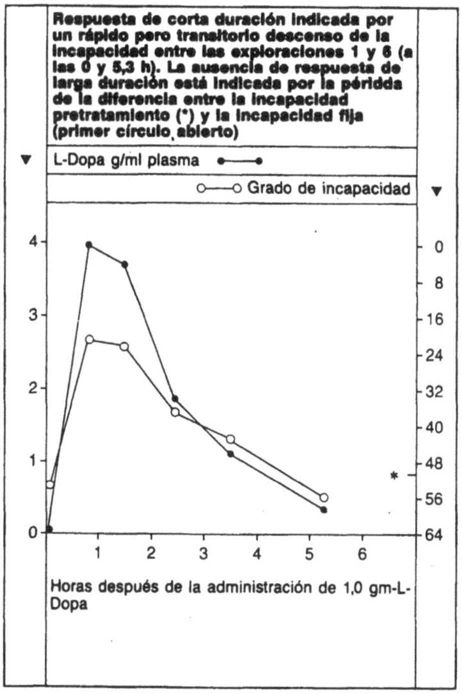

Fig. 2 Eficacia del medicamento de corta duración, en el transcurso paralelo al nivel plasmático. Por la mañana el paciente queda en ayunas con la misma restricción que al inicio del tratamiento (*). (Según Muenter[2].)

Con el progreso de la enfermedad también progresa la degeneración de las neuronas presinápticas y decrece así la capacidad de acumular dopamina. Esto ha sido claramente demostrado por Leeders y otros mediante pruebas de tipo PET con fluordopa. El transcurso cronológico de la estimulación de receptores postsinápticos, y también de la movilidad de los pacientes del Parkinson, se adapta crecientemente a la fluctuación del nivel de la substancia activa (Fig. 2). Así resulta un «wearing-off» simple, dependiendo de la dosis, así como la acinesia de tipo fin de dosis. Si se logra mantener constante el nivel plasmático de la substancia activa dopaminérgica, o sea, L-Dopa o agonistas de la dopamina, hasta este momento, se pueden equilibrar las fluctuaciones de la movilidad, tal como ya fue mostrado por Shoulson[6] en 1975, mediante experimentos en animales con el uso de perfusiones de L-Dopa.

Como indican algunos resultados de experimentos con animales, produce una hipersensibilidad de los receptores, una estimulación pulsátil o intermitente. También algunas observaciones clínicas parecen indicar que se producen alteraciones en el receptor postsináptico, debidas a la situación alterada cinéticamente; y estas alteraciones se expresan en la periferia de forma que se producen períodos «on-off» no previsibles, y no relacionadas con la dosis. Hasta este momento, por lo menos, habría que cambiar el tratamiento de los pacientes de Parkinson a formas de aplicación que permitan mantener un nivel plasmático continuo de substancia activa.

Lamentablemente, los métodos disponibles en la actualidad o no son del todo satisfactorios en cuanto a eficacia, o su práctica significa para el paciente una notable molestia.

Se puede alcanzar una reducción temporal del «wearing-off» simple, mediante el empleo de un inhibidor de la monoaminooxidasa, por ejemplo deprenilo, el cual inhibe la desintegración oxidativa de la dopamina. Pero puesto que existen otras variantes de la desintegración, es poco efectiva la prolongación de la duración del efecto de una dosis de L-Dopa.

Algo parecido ocurre hasta ahora con las diversas preparaciones de L-Dopa, con liberación retardada: aunque se pueden comprobar en pruebas en humanos, que la permanencia es claramente más larga para la substancia activa en el plasma, los resultados clínicos todavía no son suficientemente esclarecedores por diversas razones.

En casos aislados, sobre todo en fluctuaciones graves, en los que se trata de alcanzar un nivel plasmático de la substancia activa mediante tomas fraccionadas (hasta 10 tomas/día) de pequeñas dosis de L-Dopa y de agonistas de la dopamina, se aplicó una solución equivalente por un sonda gástrica o duodenal, en vez de una toma oral. Esto llevó a un éxito en cuanto a síntomas neurológicos, pero representa una carga considerable para el paciente.

Con lisurida hidrogenomaleato tenemos a nuestra disposición una substancia cuya liofilización la hace notablemente hidrosoluble. Es muy eficaz en pequeñas cantidades, lo que evita que el organismo se cargue con volúmenes elevados.

La solución proporcionada, 1:1 (1 mg a 1 mg) en 0,9 % de NaCl, es suficientemente tolerable por el tejido con un pH de 5,4±0,6, y con 8,5 atm., casi isotómico en relación al plasma. La aplicación intravenosa de lisurida fue realizada y publicada por primera vez por Parkes et al[5]. Parkes observó un efecto distinto sobre el temblor, rigidez y acinesia, así como sobre el nivel de prolactina después de 20 minutos, tras la administración única de 0,150 mg de lisurida intravenosa, al cabo de 10 minutos. Todos los efectos fueron más largos que el nivel de vida media plasmático (Fig. 3). La toma inmediata de 0,150 mg de lisurida, sin embargo, suele producir náuseas, a veces acompañadas de vómitos, episodios de sudación y estados de disregulación ortostática. Estos efectos secundarios periféricos se pueden evitar fácilmente mediante premedicación con un antagonista de la dopamina como domperidona 20 mg v.o. 1-3 veces/día. Un bolus único de 0,025 mg es tolerado sin efectos secundarios. Esto también ocurre casi siempre con la toma única de 0,05 mg.

Los bolus intravenosos en crisis acinéticas agudas han sido examinados de forma multicéntrica en Alemania y Austria (véase artículo de Baas et al en este volumen)

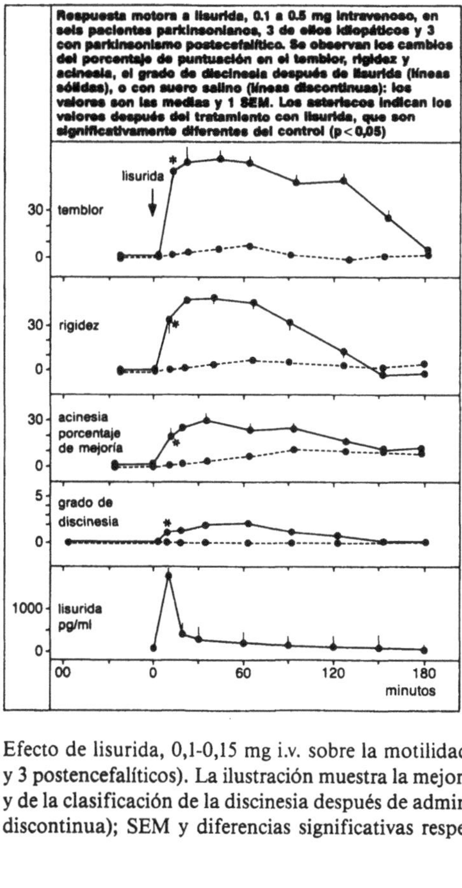

Fig. 3 Efecto de lisurida, 0,1-0,15 mg i.v. sobre la motilidad de 6 pacientes de Parkinson (3 idiopáticos y 3 postencefalíticos). La ilustración muestra la mejoría en porcentaje del temblor, rigidez, acinesia y de la clasificación de la discinesia después de administrar lisurida (línea continua) y suero (línea discontinua); SEM y diferencias significativas respecto al control ($p<0{,}05$). (Según Parkes[3].)

y se ha demostrado su eficacia sobre todo en las crisis cinéticas exógenas. La dosificación más apropiada parece ser la inyección de 0,05 mg 3-4 veces/día.

Si es necesario, también se pueden administrar hasta 0,5 mg/día, teniendo en cuenta que es conveniente una dosis previa de v.o. de domperidona, para evitar náuseas y vómitos, 30 minutos antes de la inyección. Posteriormente la dosis de domperidón puede disminuirse paulatinamente. Hasta ahora, las inyecciones se han administrado por vía intravenosa.

La inyección subcutánea o intramuscular teóricamente tendría que tener el mismo éxito. Sin embargo, hay que comprobar los niveles plasmáticos de la substancia activa alcanzados, mediante experimentos, para aclarar si son intercambiables o equivalentes las diferentes formas de aplicación parenteral.

Para perfusiones se comprueba ya, de forma práctica, la equivalencia de la forma subcutánea y la forma intravenosa de la inyección: tanto Obeso et al[3,4] como Stocchi et al[7] han aplicado perfusiones de lisurida a pacientes con fluctuaciones graves, durante un estudio farmacológico, para fluctuaciones graves, durante un estudio farmacológico, para cambiar a una perfusión subcutánea microbomba para el tratamiento de larga duración. Ambos encontraron que los pacientes reaccionaron igual a la perfusión intravenosa y a la subcutánea. El grado en que está disponible biológicamente la substancia después de la perfusión subcutánea fue calculada del 90 ± 29 %, lo que corresponde a una disponibilidad completa, teniendo en cuenta las teorías de modelo con clara amplitud (sobre las cuales se basan estos cálculos).

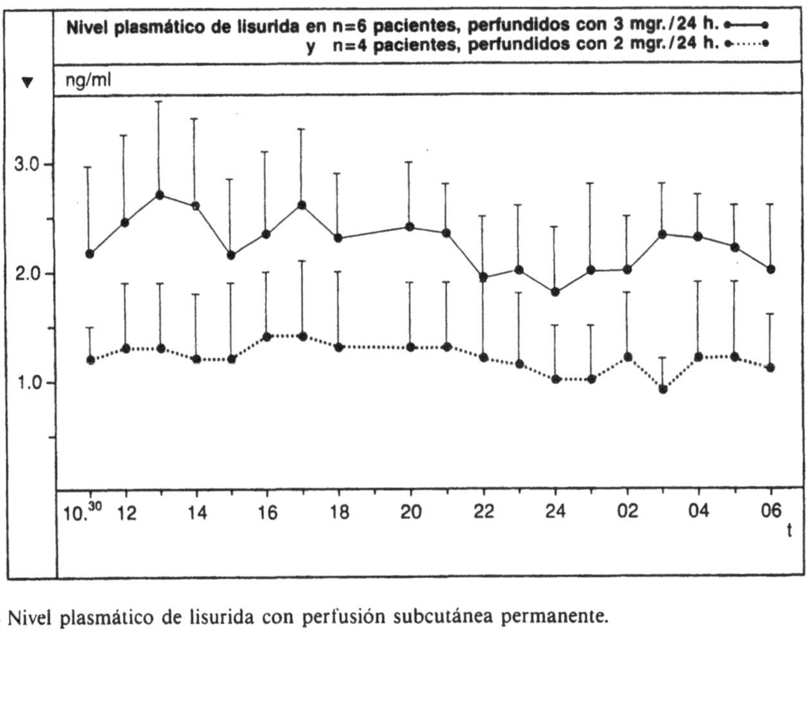

Fig. 4 Nivel plasmático de lisurida con perfusión subcutánea permanente.

Przunteck et al trata, en este mismo libro, sobre la aplicación de perfusiones de lisurida a altas dosis, para el tratamiento de urgencias neurológicas, como por ejemplo el síndrome neuroléptico maligno. Aquí se tenía la ventaja del tiempo de vida media de eliminación de 2-3 horas, porque lisurida fue perfundido a altas dosis, bajo control médico intensivo, en estas indicaciones y la velocidad de perfusión pudo ser controlada sin problemas, según la impresión clínica.

Se pueden alcanzar niveles plasmáticos constantes de substancia activa mediante la perfusión permanente, subcutánea según la dosis (Fig. 4). Con las dosis diarias de 2-3 mg se alcanzaron niveles plasmáticos de 1-2 mg de promedio, con lo cual se puede influir mucho mejor en las fluctuaciones de la movilidad en el Parkinson avanzado que con el tratamiento oral.

De momento existen resultados de 63 pacientes de 4 centros terapéuticos. Estos pacientes (Fig. 5) tenían una edad media de 60 años, estaban enfermos de Parkinson desde hacía más de 10 años, y eran tratados con L-Dopa. Todos tenían fluctuaciones de la movilidad y movimientos involuntarios anormales, para los cuales la medicación oral era insuficiente. Mediante la introducción de la perfusión permanente subcutánea de lisurida con dosis diarias de entre 1 a 2 mg pudieron ser reducidos considerablemente los períodos *off*, por lo general en más del 50 %. También los movimientos involuntarios disminuyeron, gracias a lo cual los pacientes estaban menos restringidos en sus actividades cotidianas. Aunque la dosis diaria de L-Dopa se redujo a 200-500 mg, la movilidad de los pacientes aumentó, independientemente de las fluctuaciones (Tabla 1). El resultado terapéutico, comparado con el estado previo, fue impresionante en casi todos los pacientes; la amplitud terapéutica, sin embargo, es pequeña, como con cada medicación antiparkinsoniana en estado avan-

Descripción de los pacientes, conjunto del grupo

Centro	A n=28	B n=21	C n=10	D n=4
Edad (MD, rango)	58.5 (28-73)	55.5 (32-67)	56.5 (32-70)	56 (53-66)
Duración PD (MD) rango)	12 (4-25)	11 (3-32)	14.5 (6-20)	12 (11-20)

Hu. Y

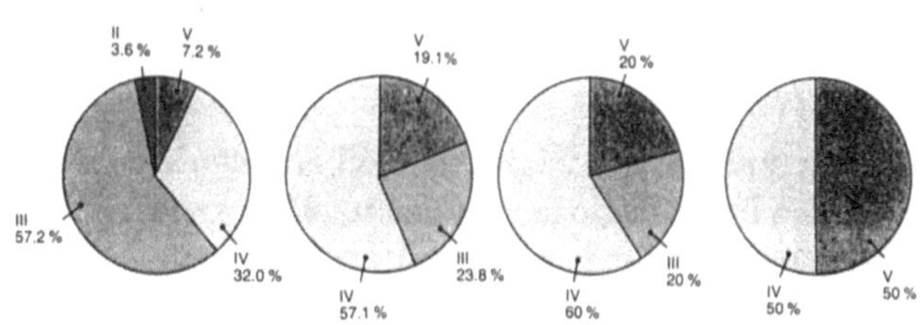

Fig. 5 Descripción de pacientes con perfusión permanente de lisurida.

Tabla 1. Efecto de una perfusión subcutánea de 3 meses de duración de lisurida ($\bar{x} \pm s$)

Centro	A (n = 24)	B (n = 17)	C (n = 1)	D (n = 3)
Dosificación				
Levodopa (mg/día) pre	820 ± 314	709 ± 245	1150	683 ± 275
post	686 ± 320	316 ± 235	550	333 ± 176
Lisurida (mg/día)	2,54 ± 0,7	1,21 ± 0,7	1,2	0,88 ± 0,3
Reducción de las horas *off*	75%	50 %	50 %	66 %
Clasificación del Parkinson*				
En el *on* pre	21,6 ± 7,2	23,4 ± 12	—	81 ± 15
post	19,0 ± 7,1	19,21 ± 10,1	—	53,3 ± 9,7
En el *off* pre	61,4 ± 17,4	74,10 ± 16	—	110,7 ± 6,6
post	43,3 ± 14,7	64,9 ± 20,6	—	83,3 ± 29,6

* King's College Hospital Parkinson's Disease Rating Scale.

zado de la enfermedad. De los 63 pacientes estudiados, 18 tuvieron que suspender el tratamiento durante el período de observación (mínimo 3 meses), 12 de ellos por efectos secundarios psíquicos; las náuseas y los vómitos e hipotensión solamente aparecieron al aumentar la dosis demasiado rápidamente al inicio de la terapia, y pudieron ser evitados fácilmente con domperidona. El cuadro de los trastornos psiquiátricos —alucinaciones ópticas y acústicas, reacciones paranoides, estados confusionales— no fue distinto a los fenómenos que se pueden observar por lo general en pacientes de Parkinson en estadios avanzados, de lo que se deduce que los trastornos no son específicos de la substancia, sino de la enfermedad. Se producen sobre todo en pacientes —como en el grupo aquí referido— en estadios muy avanzados de la enfermedad y en pacientes que ya habían experimentado antes fenómenos parecidos. No ha de sorprender, sin embargo, si se tiene en cuenta la alta biodisponibilidad de la dosis diaria de lisurida, aplicada por vía parenteral (100 %), comparada con la baja biodisponibilidad por vía oral (20 %), la cual lleva a una carga del organismo con 40-50 (h×ng/ml AUC) con una dosis diaria idéntica supuesta de 2 mg en caso de una toma por vía intravenosa, mientras que con una aplicación oral sólo lleva a una carga de 8-10 (h×ng/ml AUC) (AUC, área bajo la curva, es un parámetro que indica la cantidad total que actúa en el organismo, mejor que los niveles plasmáticos esporádicos, sobre todo si éstos no son constantes).

Los valores alcanzados después de una administración oral aún son más bajos dependiendo de cómo se haya fraccionado la cantidad total. La incidencia de trastornos psíquicos por perfusión subcutánea permanente nos muestra, sin embargo, la dificultad de alcanzar en la práctica un máximo de éxito terapéutico con un mínimo de efectos secundarios para el paciente, mediante la adaptación de la dosis diaria a la demanda individual. De momento se están realizando varios estudios multicéntricos, de los que se espera resultados satisfactorios.

Bibliografía

[1] Hümpel, M., B. Nieuweboer, S. H. Hasan et al.: Radioimmunoassay of plasma lisuride in man following intravenous and oral administration of lisuride hydrogen maleate; effects on plasma prolacltin level. Eur. J. Clin. Pharmacol. **20** (1981) 47–51.

[2] Muenter, M. D.: Should levodopa therapy be started early or late? Can. J. Neurol. Sci. **11**, 1 (1984) 195–199.

[3] Obeso, J. A., M. R. Luquin, J. M. Martinez-Lage: Intravenous lisuride corrects oscillations of motor performance in Parkinson's disease. Ann. Neurol. **19** (1986) 31–35.

[4] Obeso, J. A., M. R. Luquin, J. M. Martinez-Lage: Lisuride infusion pump: a device for the treatment of motor fluctuations in Parkinson's disease. Lancet (1986) 467–470 (letter).

[5] Parkes, J. D., M. Schachter, C. D. Marsden et al.: Lisuride in parkinsonism. Ann. Neurol. **9** (1981) 48–52.

[6] Shoulson, I., G. A. Gloubiger, T. N. Chase: On-off response: clinical and biochemical correlations during oral and intravenous levodopa administration in parkinsonian patients. Neurology (Minneap) **25** (1975) 1144–1148.

[7] Stocchi, F., S. Ruggieri, G. Brughitta et al.: Problems in daily motor performances in Parkinson's disease: The continuous dopaminergic stimulation. J. Neural. Transm. **22** (1986) 209–218.

[8] Suchy, I., H. H. Schneider, P. Riederer et al.: Considerations on the clinical relevance of differences in receptor affinity of various dopaminergic ergot alkaloids. Psychopharmacol. Bull. **19** (1983) 743–746.

Administración intravenosa de lisurida en estados acinéticos

H. Baas, B. Frieling, P.-A. Fischer, I. Suchy

Introducción

En relación a la etiología y a la sintomatología, pueden distinguirse fundamentalmente tres formas de estados acinéticos manifiestos en el síndrome de Parkinson avanzado, potencialmente subsidiarios de indicación de tratamiento farmacológico parenteral. En resumen se trata de:

1. Acinesias agudas graves.
2. Acinesias crónicas graves.
3. Acinesias relativas al llamado síndrome por administración prolongada de L-Dopa.

La acinesia aguda grave (crisis acinética) se caracteriza por un estado clínico de acinesia grave, de aparición aguda, en estadio 4-5, según la clasificación de Hoehn y Yahr. Generalmente, está condicionada causalmente por una enfermedad intercurrente grave y aguda, o por una interrupción incontrolada del tratamiento antiparkinsoniano establecido.

La acinesia crónica grave (estado final acinético) se caracteriza así mismo por un estado acinético grave, pero establecido durante más largo tiempo, que se desarrolla lenta y progresivamente durante meses o años. Con frecuencia existen graves trastornos de la deglución. El fundamento de su aparición radica en una pérdida avanzada específica de neuronas dopaminérgicas, o bien en una degeneración multisistémica avanzada. La acinesia crónica grave se considera, la mayoría de las veces, irreversible en su sintomatología y resistente al tratamiento (estado final)[9].

Diferentes formas de estados acinéticos se observan en relación con el llamado síndrome de administración prolongada de L-Dopa. Puede tratarse tanto de una disminución general de la acción terapéutica con acinesia creciente, como también de estados acinéticos de aparición esporádica relativos a fluctuaciones de la movilidad (acinesias fin de dosis, fenómenos «on/off»). En ambas formas de estos estados acinéticos, en general de corta duración, normalmente no existe una necesidad prolongada de cuidados especiales, aunque los pacientes estén, por lo menos de modo temporal, notablemente invalidados.

A causa de los trastornos de la deglución existentes y del riesgo vital, por lo menos en las formas graves de los mencionados estados acinéticos, se hace preciso poder aplicar la medicación antiparkinsoniana específica también por vía parenteral. Las posibilidades disponibles hasta hoy son, no obstante, limitadas, y no totalmente satisfactorias. Los anticolinérgicos pueden administrarse, ciertamente, sin problemas, pero no poseen un potencial terapéutico suficiente, sobre todo en cuanto a sus efectos cinéticos. Además, su aplicación se complica por la nada rara aparición de estados de psicosis exógena, quedando su uso limitado[9,24]. La administración parenteral de L-Dopa muestra buena actividad, a la vez que suficiente tolerancia, pero puesto que la substancia sólo es hidrosoluble en medio ácido, para su solución es necesaria gran cantidad de líquido, varios litros, para poder perfundir una dosis diaria suficiente. De ahí que la administración parenteral de L-Dopa sea, por los motivos arriba mencionados, problemática para el uso clínico, y además, con frecuencia, agravada por problemas cardinales derivados de su volumen[12,20,23,26].

La administración de L-Dopametilester se probó esporádicamente de modo experimental, y sólo existen experiencias limitadas. La administración de la substancia es sencilla, fácilmente hidrosoluble, y en principio es activa; no obstante, esta actividad es menor que en el caso de administración directa de L-Dopa, a causa de su peor biodisponibilidad. La tolerancia no está suficientemente aclarada, sobre todo en lo referente a la metabolización del metanol potencialmente generado. Actualmente la substancia aún no está disponible para su uso clínico[6].

Las perfusiones de sulfato de amantadina se utilizan ampliamente en el tratamiento de los estados acinéticos graves. La substancia es, en general, bien tolerada, aunque ocasionalmente se observan efectos secundarios como psicosis exógenas entre otros. No obstante, a pesar de la buena tolerancia, su potencial terapéutico con frecuencia es insuficiente. El efecto cinético es, a menudo, demasiado pequeño como para mejorar un estado acinético grave. A pesar de su amplio uso, hasta ahora existen pocas investigaciones practicadas sistemáticamente sobre la substancia. El potencial terapéutico de las perfusiones de amantadina no está cuantificado con seguridad y se discute controvertidamente[5,8,9,11,16,18,27].

En conjunto, las posibilidades de tratamiento parenteral de los estados acinéticos no han sido, hasta ahora, completamente satisfactorias.

Lisurida, un derivado de la ergotamina con propiedades agonistas de la dopamina, es fácilmente hidrosoluble, y por lo tanto aplicable sin problemas por vía parenteral. En administración oral, la substancia se ha mostrado como un medio terapéutico activo y bien tolerado del síndrome de Parkinson[15]. También en aplicación parenteral subcutánea se pudo observar un buen efecto cinético. No obstante, a altas dosis tampoco fue raro observar efectos secundarios, sobre todo psicosis exógenas[4,7,13].

Sobre el tratamiento intravenoso con lisurida en estados acinéticos existían pocas comunicaciones aisladas; dosificación, potencial terapéutico y tolerancia, no estaban aclarados[2,9,17,19,22,25]. Es por ello que se comenzó una recopilación multicéntrica de casos sobre la aplicación intravenosa de lisurida en estados acinéticos graves. El objetivo de este estudio abierto era determinar su eficacia y su tolerancia, y establecer una relación con la dosis administrada. Por ahora, sólo se han publicado resultados parciales de este estudio[1,10,14].

Material y métodos

Los pacientes fueron incluidos en un protocolo de exploración estandarizado, y explorados antes del comienzo del tratamiento, y, de nuevo, a intervalos de tiempo regulares. El protocolo de investigación recogía, entre otros, la Columbia University Rating Scale (CURS) para la documentación de los hallazgos clínicos. La subescala para la acinesia se dedujo de los siguientes parámetros: bradicinesia, trastornos de la marcha, mímica, levantarse de una silla, más de 1/6 de los parámetros para la motilidad de los dedos, y movimientos de seguimiento y pie a pie. Los efectos acompañantes indeseados se registraron según su tipo y grado de gravedad. Las exploraciones finalizaron en los pacientes cuando: 1) se observó una mejoría clínica suficiente en el momento de la finalización, según el plan previsto, del tratamiento intravenoso y su cambio a tratamiento oral con lisurida, o 2) en el momento de la interrupción precoz del tratamiento. La aplicación intravenosa de lisurida siguió, tal como estaba prevista en el diseño del estudio, como inyección repetida de un bolus, empezando con una dosis única de 0,025 mg, o en pocos casos aislados como perfusión intravenosa permanente durante varias horas al día. A continuación fue aumentándose la dosis según el efecto clínico y eventual aparición de efectos secundarios, y ajustada individualmente a cada paciente. Una medicación diaria de base con L-Dopa, o con otras substancias, debería mantenerse, a ser posible, sin modificaciones durante el período de la investigación. En caso de aparición de efectos secundarios gastrointestinales debía añadirse domperidona a dosis de 20-50 mg.

La valoración existente comprendía en conjunto 86 casos de 21 clínicas neurológicas. Los pacientes fueron divididos en tres grupos, según los datos anamnésicos y clínicos: pacientes con acinesia aguda grave, pacientes con acinesia crónica grave y pacientes con estados acinéticos relativos al llamado síndrome de administración prolongada de L-Dopa (Tabla 1).

No en todos los pacientes existían en todos los momentos de la investigación datos completos para la Columbia University Rating Scale. En la exposición de los resultados se encuentran, por lo tanto, variaciones parciales del número total de pacientes.

Tabla 1. Estudio: Lisurida i.v. en estados acinéticos graves características de los pacientes ($\bar{x} \pm s$)

	Grupo A Acinesia aguda grave	Grupo B Acinesia crónica grave	Grupo C Otras acinesias
Número	35	20	31
Edad (en años)	71,6±6,8	73,2±9,0	64,7±11,5
Duración (en años)	9,1±5,9	8,9±5,6	8,1±4,6
Duración de la terapia con L-Dopa	4,0±3,0	6,6±5,3	5,1±4,0
Estadio H & Y	4,6±0,6	4,8±0,4	3,5±0,9
Terapia de base:			
L-Dopa (mg)	379±205	402±287	417±185
Bromocriptina	n=2	n=3	n=2
Deprenilo	n=1	n=1	n=4
Anticolinérgica	n=4	n=8	n=9
Amantadina i.v.	n=2	n=2	n=1
Amantadina p.o.	n=3	n=4	n=6

Resultados

1. Grupo A. Pacientes con acinesia aguda grave

Se trataba de 35 pacientes afectados de síndrome de Parkinson grave en los que apareció un estado acinético agudo y grave (crisis), en relación a una enfermedad intercurrente, a una operación, o, más frecuentemente, tras un abandono incontrolado de L-Dopa. Estaban enfermos desde hacía largo tiempo, y se trataban con L-Dopa. Aparte de lisurida i.v. y L-Dopa, en la mayoría de los pacientes se practicó simultáneamente un tratamiento acompañante con bromocriptina, deprenilo, anticolinérgicos o con amantadina, a veces también en combinación (Tabla 1).

En 7 pacientes, antes del inicio del tratamiento con lisurida i.v., se emprendió un tratamiento de prueba con amantadina i.v. La mayoría de los pacientes fue tratado con una dosis de lisurida i.v. de 0,2 mg/día. No obstante, había fuertes variaciones individuales entre 0,025 y 1 mg/día. La medicación con L-Dopa permaneció la mayoría de las veces sin modificaciones durante el período de observación, con 300-500 mg.

En veintiuno de los 35 pacientes se pudo cambiar el tratamiento con lisurida i.v., según el plan, a medicación oral, mientras que en 14 pacientes hubo que interrumpir el tratamiento antes del tiempo previsto, por diversos motivos. En los pacientes, en los que según el plan previsto, se pudo cambiar el tratamiento con lisurida i.v. a lisurida p.o., se produjo en conjunto una mejoría de la sintomatología clínica.

Mejoraron tanto la postración clínica en general, con una reducción del valor medio de las sumas según la escala de Columbia de 70 a 48 puntos, como los síntomas cardinales de acinesia y rigidez. Por el contrario, el temblor mejoró poco, y fue, desde el principio, poco manifiesta. La dosis de lisurida permaneció, en la mayoría de los casos, entre 0,1 y 0,2 mg/día. En algunos pacientes se empezó ya con un cambio precoz a la medicación con lisurida oral. La figura 1 muestra la evolución de los 16 pacientes en los que existían todos los datos de la escala Columbia.

En 14 pacientes la administración intravenosa de lisurida tuvo que interrumpirse antes del tiempo previsto, entre el día 1 y 13. En 9 pacientes la interrupción fue debida a la aparición de efectos secundarios, en 2 pacientes a ineficacia y en otros 3 pacientes a enfermedades intercurrentes, como infarto de miocardio y fracaso renal. En los 9 pacientes, en los que tuvo que interrumpirse el tratamiento antes de tiempo a causa de efectos secundarios, les fue administrada, en el momento de la interrupción, una alta dosis de lisurida i.v., de 0,8 mg/día, y simultáneamente una dosis relativamente alta de L-Dopa, de 600 mg/día. A los 2 pacientes en los que se finalizó el tratamiento antes de tiempo por ineficacia, se les administró una dosis de lisurida i.v. muy pequeña, de 0,025 y 0,075 mg/día, respectivamente, y L-Dopa a bajas dosis, no recibiendo L-Dopa el segundo paciente. En los pacientes con otras causas de interrupción, las dosis intravenosas de lisurida eran de 0,05 - 0,25 mg. En relación

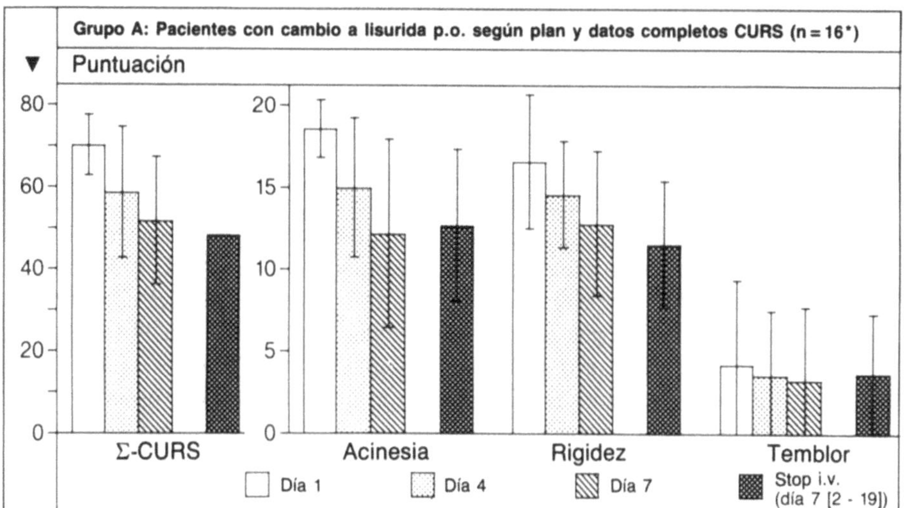

Dosificación		Σ-CURS	Acinesia	Rigidez	Temblor
Lisurida i.v.	(mg)	**0,075** (0,05-0,2)	**0,1175** (0,025-1,0)	**0,225** (0,075-1,0)	**0,1** (0,025-1,0)
Lisurida p.o.	(mg)	**0,1**	**0,6** (0,4-0,6)	**0,5** (0,3-2,0)	**0,8** (0,5-2,4)
	(n)	1	4	5	10
L-Dopa	(mg)	**360** (50-800)	**400** (150-800)	**400** (250-800)	**400** (50-600)

Fig. 1

al cuadro clínico, en los pacientes en los que hubo que interrumpir el tratamiento antes de tiempo a causa de reacciones de intolerancia, se observó un efecto cinético, al contrario que en los pacientes en los que la interrupción del tratamiento se debió a ineficacia o a otra causa, en cuyo caso no se registró mejoría significativa (Tabla 2).

Tabla 2. Grupo A: Estudio de interrupción n = 14

Motivo de interrupción	Efectos secundarios	Ineficacia	Otros
Número	9	2	3
Día de la interrupción $\tilde{x}$	3 (1-13)	5/5	5 (3-6)
Lisurida i.v. $\tilde{x}$ (mg)	0,8 (0,05-1,0)	0,025/0,075	0,125 (0,05-0,25)
Lisurida p.o. $\tilde{x}$ (mg)	—	—	0,4 (0,2/0,6) (n = 2)
L-Dopa $\tilde{x}$ (mg)	600 (300-800)	250/0	400 (400/400) (n = 2)
ΣCURS puntuación ($\bar{x} \pm s$)			
Valor precio	63,7 ± 10,5	79	73,0 ± 5,3
Día de la interrupción	53,7 ± 13,3	81 (n = 1)	74,0 ± 2,6

En un subgrupo de 9 pacientes con acinesia aguda grave de nuestra propia clínica, a los que ya nos hemos referido[1], la dosis de lisurida i.v. se aumentó rápidamente en un intervalo de pocos días hasta una dosis máxima de hasta 1 mg/día, con el objetivo de librar rápidamente a los pacientes de la acinesia amenazadora, y lograr un efecto cinético óptimo. En estos pacientes se produjo una notable mejoría, en la mayoría de los casos, de la sintomatología clínica bajo el tratamiento con lisurida i.v.; al cabo de pocos días mejoró claramente el valor de las sumas de la escala de Columbia, hasta en 40 puntos, en la mayoría de los pacientes. Mientras que bajo el tratamiento con lisurida i.v. se observaba un buen efecto cinético, la alta dosificación, instaurada rápidamente, no fue tolerada por los pacientes excepto en un caso. En ocho de los 9 pacientes el tratamiento tuvo que ser interrumpido antes de tiempo a causa de notables efectos secundarios. Como más frecuentes se observaron psicosis exógenas así como trastornos gastrointestinales con vómitos. De los 5 pacientes en los que los vómitos obligaron a interrumpir el tratamiento antes de tiempo, tres fueron tratados con domperidona a dosis de 7 a 30 mg. En conjunto, bajo el tratamiento con lisurida i.v. a muy altas dosis se observó en este subgrupo un buen efecto cinético, aunque se produjeron efectos secundarios intolerables (Fig. 2).

En cuanto al conjunto del grupo A, se observaron efectos secundarios, sobre todo náuseas y vómitos. A este respecto, se recurrió a la posibilidad, prevista en el plan del estudio, de administrar domperidona sólo en pocos casos, y a dosis bajas (máximo 30 mg/día). En 5 casos la aparición de náuseas y vómitos graves obligaron a la interrupción del estudio. Así mismo, algunos efectos secundarios centrales de nueva aparición, o recrudecimientos de los mismos en comparación al comienzo del estudio, como alucinaciones, confusión mental y obnubilación, condujeron en 3 casos a la interrupción del tratamiento. La tabla 3 muestra un resumen de los efectos secundarios.

La frecuencia de estos efectos secundarios depende mucho, evidentemente, de la dosificación. Mientras que, como se expone más arriba, en los pacientes que

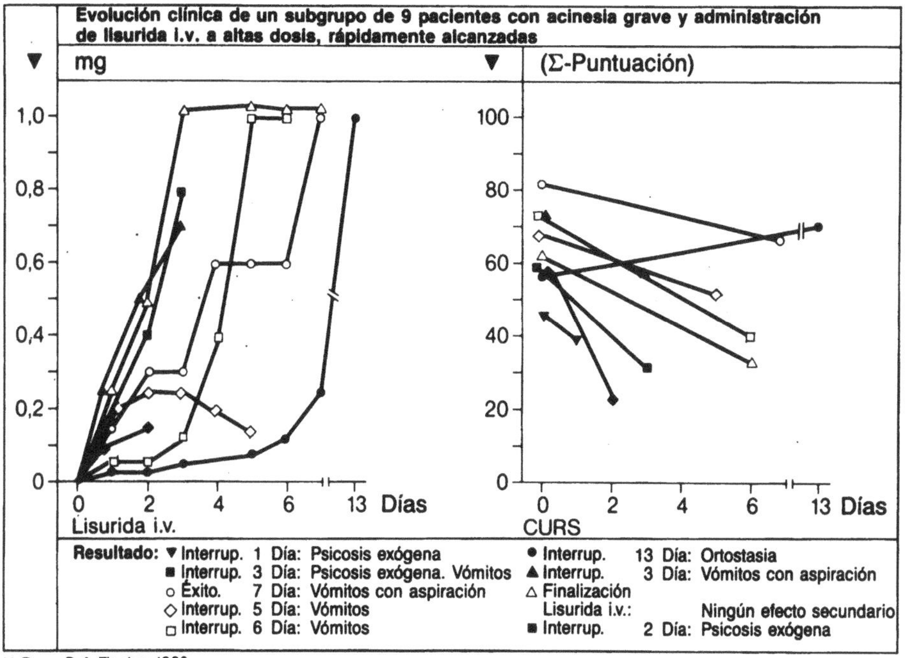

H. Baas, P.-A. Fischer 1988

Fig. 2

Tabla 3. Grupo A: Número de pacientes con efectos secundarios

	Cambio a lisurida p.o. según plan Valor precio	n = 21 Interrupción del tratamiento Bis Stop i.v.	Interrupción (n = 14) Valor precio	Hasta interrupción
Náuseas	1	4	0	5
Vómitos	1	3	0	4
Alucinaciones	1	3	2	4
Confusión	0	2	5	7
Somnolencia	1	2	1	3
Hipotensión	0	3	2	4
Otros	1	4	0	7

terminaron el estudio según el plan previsto la dosis media de lisurida i.v. era de aproximadamente 0,2 mg, en los pacientes con interrupción del tratamiento antes de tiempo a causa de efectos secundarios la dosis era de 0,8 mg, y si la interrupción era causada por ineficacia, era de sólo 0,05 mg. Por tanto, la dosis de 0,8 mg/día era quizá demasiado alta para un éxito terapéutico óptimo, al contrario que la dosis, quizá demasiado baja, de 0,05 mg.

2. Grupo B. Pacientes con acinesia crónica grave

En 20 pacientes se desarrolló gradualmente el estado acinético grave sin causa aparente. Se encontraban en su mayoría en el estadio V de la escala de Hoehn y Yahr, y ya precisaban parcialmente de cuidados. En la mayoría de ellos se practicó simultáneamente un tratamiento coadyuvante con anticolinércigos, bromocriptina, deprenilo o amantadina (Tabla 1), y en cuatro de ellos fue precedido por un tratamiento con perfusiones de amantadina.

Las dosis de lisurida i.v. administradas a estos pacientes fueron en conjunto menores que las que recibieron los pacientes del grupo A, oscilando por término medio alrededor de 0,1 mg de lisurida i.v.; las dosis máximas eran de 0,3-0,4 mg, en todo caso claramente inofensivas en los pacientes con acinesia aguda grave. En una parte de los pacientes se administró además lisurida p.o., a dosis de 0,1-0,7 mg, habitualmente poco antes de la finalización del tratamiento intravenoso según el plan previsto. Entre los pacientes considerados aisladamente había notables diferencias individuales, tanto en cuanto a las dosis de liurida y duración del tratamiento, como en lo referente a las dosis de L-Dopa.

En 13 de los 20 pacientes el tratamiento con lisurida i.v. pudo finalizarse según el plan establecido, mientras que en los 7 pacientes restantes el tratamiento tuvo que ser interrumpido antes de tiempo. En doce de 13 pacientes con finalización del tratamiento según el plan establecido se llegó a la conclusión del protocolo Columbia University Rating Scale. La evolución de la sintomatología clínica de estos 12 pacientes se expone en la figura 3. Se produjo una mejoría de la sintomatología clínica con una clara reducción del valor de las sumas Columbia de 69,0 a 50,5. También los síntomas cardinales de acinesia, rigidez y temblor mejoraron. La dosis de lisurida i.v. administrada era, en este grupo de pacientes, de un promedio de 0,1 mg. Hacia el final del período de la investigación, se redujo notablemente, en el contexto del rápido cambio a una medicación oral.

En un paciente tuvo que interrumpirse el tratamiento antes de tiempo por ineficacia, y en 6 pacientes por otros motivos (en la mayoría de los casos enfermedades intercurrentes, como sepsis, trombosis y neumonía); por último, en 2 pacientes no se concluyó el protocolo Columbia. El momento de la interrupción precoz del tratamiento fue entre el día 2 y 7. Las dosis administradas de lisurida i.v. no se diferencian en lo fundamental sea cual sea el motivo de la interrupción. La cantidad de L-Dopa administrada simultáneamente osciló entre 0 y 400 mg/día. En los pacien-

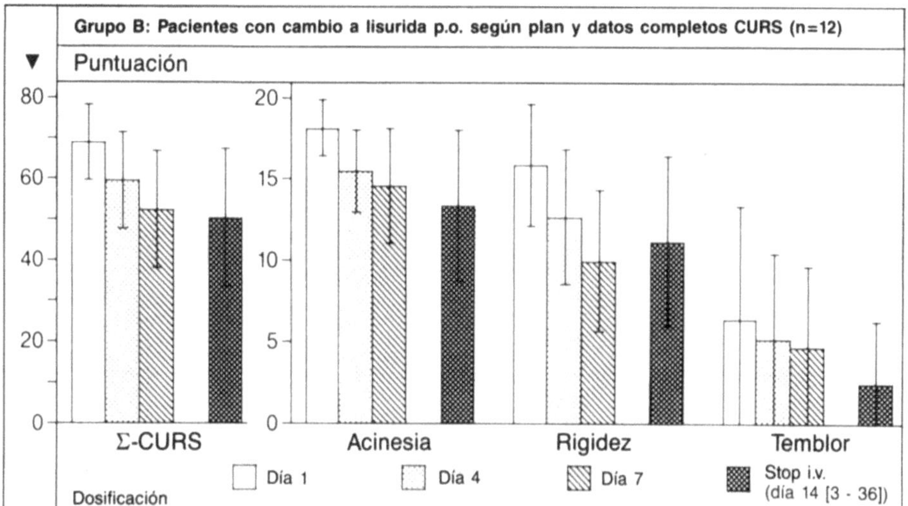

Dosificación (Media, Range)				
Lisurida i.v. (mg)	**0,075** (0,025-0,15)	**0,1** (0,025-0,275)	**0,075** (0,05-0,25)	**0,063** (0,012-0,375)
Lisurida p.o. (mg)	**0,1**	**0,3**	**0,3** (0,1-0,6)	**0,55** (0,3-2,4)
(n)	1	1	3	8
L-Dopa (mg)	**325** (100-1250)	**250** (75-1250)	**300** (75-1250)	**250** (75-1250)

Fig. 3

Tabla 4. Grupo B: Interrupción del estudio (n = 7)

Motivo de interrupción:	Ineficacia	Otros
Número	1	6
Día de la interrupción	5	7 (2-27)
Lisurida i.v. $\bar{x}$ (mg)	0,2	0,113 (0,025-0,2)
Lisurida p.o. $\bar{x}$ (mg)	—	—
L-Dopa $\bar{x}$ (mg)	250	325 (300/400) (n = 4)
ΣCURS puntuación ($\bar{x} \pm s$)		
Valor previo	73	78,8 ± 7,0
Día de la interrupción	73	63,3 ± 2,8 (n = 4)

tes en los que se tuvo que interrumpir el tratamiento por otros motivos, se produjo una ligera mejoría de la sintomatología clínica (Tabla 4).

En pacientes con acinesia crónica se observaron frecuentemente, como efectos secundarios, estados de psicosis exógenas. También se produjeron esporádicamente efectos secundarios gastrointestinales con náuseas y vómitos (Tabla 5).

Tabla 5. Grupo B: Número de pacientes con efectos secundarios

	Cambio a lisurida p.o. según plan Valor precio	n = 13 Interrupción del tratamiento Bis Stop i.v.	Interrupción (n = 7) Valor precio	Hasta interrupción
Náuseas	2	2	1	2
Vómitos	0	0	1	1
Alucinaciones	1	4	0	1
Confusión mental	1	4	1	3
Somnolencia	2	2	0	0
Vértigos	0	1	0	0
Otros	1	2	0	3

3. Grupo C. Acinesias relativas al llamado síndrome por administración prolongada de L-Dopa

Treinta y un pacientes padecían estados acinéticos de grado leve, la mayoría relativos a enfermedad de Parkinson avanzada, con fluctuaciones de la motilidad. En conjunto, los pacientes eran algo más jóvenes que los pacientes de los otros dos grupos. Por definición estaban levemente enfermos, con un estadio medio de 3,5 de

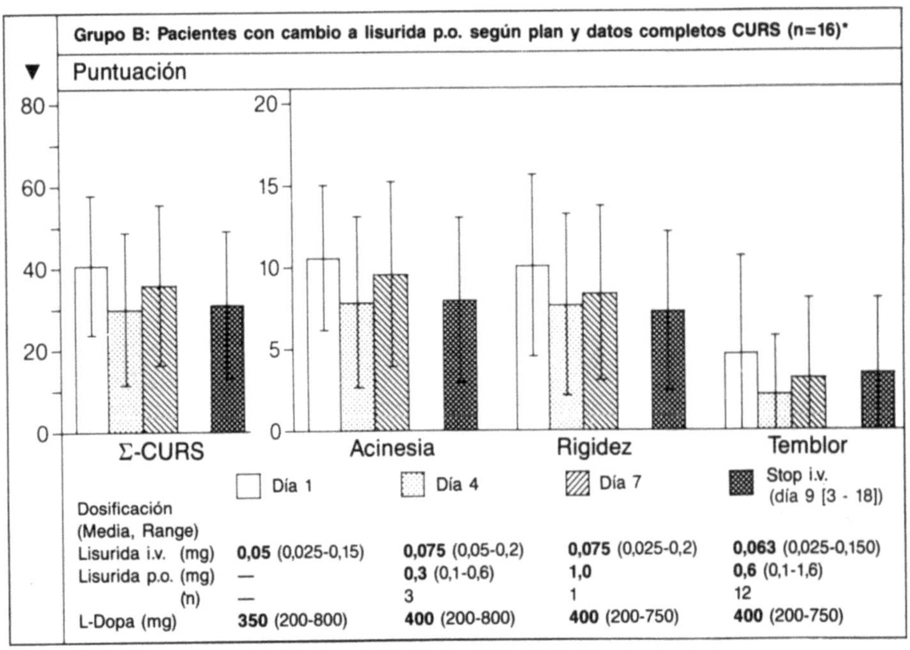

Fig. 4

la clasificación de Hoehn y Yahr. El inicio de la enfermedad, la dosis de L-Dopa y la duración del tratamiento con L-Dopa fueron, no obstante, comparables a los otros dos grupos. También en este caso una gran parte de los pacientes fueron tratados con un tratamiento coadyuvante (Tabla 1). En este grupo la lisurida i.v. se administró a bajas dosis, de 0,025 a 0,2 mg. En 24 casos el tratamiento con lisurida i.v. se finalizó según el plan previsto. En la mayoría de los casos, ya durante el tratamiento i.v., se procedió al cambio progresivo a medicación oral con lisurida. El valor de las sumas de la escala de Columbia mejoró en casi 10 puntos en los pacientes que finalizaron el tratamiento i.v. según el plan previsto (Fig. 4). En 6 pacientes se interrumpió el tratamiento antes de lo previsto: dos a causa de efectos secundarios, tres por eficacia insuficiente, y uno por otros motivos. En estos pacientes se produjo, en casos aislados, un empeoramiento de la sintomatología (Tabla 6).

Tal como sucedió en los otros grupos de pacientes, en este grupo se observaron efectos secundarios como náuseas y vómitos, y psicosis exógenas, aunque más raramente y de menor gravedad (Tabla 7).

Tabla 6. Grupo C: Interrupción del estudio (n = 6)

Motivo de interrupción:	Efectos secundarios	Ineficacia	Otros
Número	2	3	1
Día de la interrupción	3/5	8,3 (5-13)	1
Lisurida i.v. $\tilde{x}$ (mg)	0,075/045	0,067 (0,025-0,1)	0,05
Lisurida p.o. $\tilde{x}$ (mg)	—	—	—
L-Dopa $\tilde{x}$ (mg)	400/0	341 (200-625)	400
ΣCURS puntuación ($\bar{x} \pm s$)			
Valor previo	44,5 ± 6,7	62,3 ± 6,4	37
Día de la interrupción	59 ± 5,7	69,3 ± 14,2	37

Tabla 7. Grupo C: Número de pacientes con efectos secundarios

	Cambio a lisurida p.o. según plan Valor precio	n = 24 Interrupción del tratamiento Bis Stop i.v.	Interrupción (n = 6) Valor precio	Hasta interrupción
Náuseas	4	6	1	1
Vómitos	1	3	0	0
Alucinaciones	1	2	0	0
Confusión mental	1	3	0	1
Somnolencia	3	3	0	1
Vértigos	1	1	0	0
Hipotensión	0	1	1	0
Otros	1	5	0	2

Resumen

Considerando el hecho de que se trata de una recopilación de casos con datos parcialmente incompletos, éstos deben ser interpretados con cautela. No obstante, puede ponerse de manifiesto que, mediante la aplicación intravenosa de lisurida, también en estados acinéticos graves, se consigue fundamentalmente un efecto cinético. Esta acción cinética parece ser dependiente de la dosis, tanto en estados acinéticos agudos graves, como en los crónicos.

Este dato sorprende, ya que los estados acinéticos crónicos eran considerados hasta ahora, como fundamentalmente irreversibles[9]. Administrando dosis más altas puede producirse, sobre todo tras aumentos rápidos de la dosis, la aparición de efectos secundarios notables, habitualmente psicosis exógenas o molestias gastrointestinales, lo cual obliga a interrumpir el tratamiento antes de tiempo.

Los efectos secundarios observados no son específicos de lisurida, sino que corresponden a los efectos farmacológicos típicos de las substancias dopaminérgicas. Las manifestaciones gastrointestinales acompañantes, según experiencias prescritas con la administración parenteral de lisurida[4,7,17,19,21], pueden aliviarse mediante la administración de domperidona a altas dosis (hasta 80 mg/día). En esta investigación, sólo se administró domperidona a pocos pacientes, y generalmente a dosis bajas (máximo 30 mg).

Así mismo, el efecto cinético parece, según los resultados alcanzados, dependiente de la dosis, y a dosis muy bajas de lisurida i.v., de aproximadamente 0,025 - 0,075 mg/día, no parece ser cuantitativamente suficiente como para detener estados acinéticos graves.

Con dosis diarias de aprox. 0,1 a 0,5 mg/día se puede observar, según los datos existentes, un efecto cinético primario, con una buena tolerancia.

No obstante, el efecto cinético a este nivel de dosificación está todavía por cuantificar en condiciones controladas, y por comprobar su significación estadística y su relevancia, así como su comparación con otras substancias, por ejemplo, amantadina i.v. Por lo demás, queda por probar cómo ejerce su acción una administración simultánea de domperidona a altas dosis, sobre su actividad y tolerancia en esta indicación.

Existen datos sobre cinco crisis acinéticas, en las cuales la aplicación de 0,5 - 0,7 mg de lisurida i.v., combinado con 3-4 x 30 mg de domperidona, tuvo éxito[3] (comunicación personal). En conjunto, los resultados existentes corroboran los datos de la literatura[2,9,19,21,22,25]. Actualmente se están llevando a cabo nuevos estudios para aclarar las cuestiones planteadas, ya que lisurida i.v. parece abrir interesantes posibilidades terapéuticas en estados acinéticos graves.

Agradecimiento. En el estudio multicéntrico tomaron parte los siguientes investigadores, a los cuales agradecemos la cesión y documentación de sus datos clínicos:

F. Balzereit, Hamburg; P. Clarenbach, Bonn; K. Christiani, Kiel; P.A. Fischer, Frankfurt; H.J. Freund, Düsseldorf; K.D. Günther, Celle; R. Heitmann, Bonn; E. Herrmann, Braunschweig; J. Jörg, Lübeck, Wuppertal; W. Käfferlein, Bamberg; K. Kamprat, Münster; K. Kötzner, Regensburg; R. v. Kummere, Heidelberg; G. Ladurner, Salzburg; F. Leonhard, Schleswig; F. Manz, Lemgo; N. Müllere, Karlsruhe; W. Poewe, Innsbruck; H.W. Scharafinski, Essen; W. Soukop, Wien; G. Ulm, Kassel.

Bibliografía

[1] Baas, H., P.-A. Fischer: Lisurid-Therapie der akinetischen Krise beim Parkinson-Syndrom. Akt. Neurol. **14** (1987) I–XVI.

[2] Birkmayer, W., P. Riederer: Effects of lisuride on motor function, psychomotor activity, and psychic behavior in Parkinson's disease. In: D. B. Calne, R. Horowski, R. J. McDonald et al. (eds.): Lisuride and Other Dopamine Agonists, pp. 453–461. Raven Press, New York 1983.

[3] Bittkau, S., W. Kuhn, U. Bogdahn et al.: Akinetische Krise bei Morbus Parkinson – Erfahrungen mit Lisurid-i. v. Akt. Neurol. **15** (1988) I–XXXII.

[4] Bittkau, S., H. Przuntek: Psychosis and the lisuride pump. Lancet **II** (1986) 349.

[5] Brenner, M., A. Haaß, P. Jacobi et al.: Intravenous and oral treatment of Parkinson's disease with amantadine. Nervenarzt **59** (1988) 180–184.

[6] Cooper, D. R., C. Marrel, B. Testa et al.: L-Dopa methyl ester – a candidate for chronic systemic delivery of L-Dopa in Parkinson's disease. Clin. Neuropharmacol. **7** (1984) 89–98.

[7] Critchley, P., F. Grandas Perez, N. Quinn et al.: Psychosis and the lisuride pump. Lancet **II** (1986) 349.

[8] Danielczyk, W.: Die Behandlung von akinetischen Krisen. Med. Welt **24** (1983) 1278–1282.

[9] Danielczyk, W.: Psychische und körperliche Krisen im Verlauf des Morbus Parkinson. In: G. Schnaberth, E. Auff (Hrsg.): Das Parkinson Syndrom, S. 85–90. Editiones Roche, Basel 1985.

[10] Frieling, B., I. Suchy: Intravenous lisuride in the treatment of severe Parkinson's disease. Italian Journal of Neurological Sciences **5** (Suppl. 7) (1987) 53.

[11] Gadoth, N., H. Sroka, G. Goldhammer et al.: I. V. amantadine sulfate for extrapyramidal crisis. Clin. Pharmacy. **4** (1985) 146.

[12] Hardie, R. J., A. J. Lees, G. M. Stern: On-Off Fluctuations in Parkinson's Disease. Brain. **107** (1984) 487–506.

[13] Horowski, R.: Psychiatric side effects of high-dose lisuride in Parkinsonism. Lancet **II** (1986) 510.

[14] Jörg, J.: Die Akutbehandlung der akinetischen Krise und das L-Dopa Entzugssyndrom. Arbeitsgemeinschaft Neurologische Intensivmedizin, 4. Arbeitstreffen, Bonn, 29.–31. 01. 1987 (Abstract).

[15] LeWitt, P. A.: Clinical and pharmacological aspects of the antiparkinsonian ergolene lisuride. In: S. Fahn, C. D. Marsden, P. Jenner et al. (eds.): Recent Developments in Parkinson's Disease, pp. 347–354. Raven Press, New York 1986.

[16] Muschard, F., G. W. Völler: Wirksamkeit von Amantadinsulfat als Infusionslösung bei der Behandlung des Parkinson-Syndroms. Med. Welt **24** (1973) 183 – 184.

[17] Obeso, J. A., M. R. Luquin, J. M. Martinez-Lage: Intravenous lisuride corrects oscillations of motor performance in Parkinson's disease. Ann. Neurol. **9** (1986) 31 – 35.

[18] Oppel, F., H. Klaes: Die Amantadinsulfat-Infusion in der Akut-Behandlung des Morbus Parkinson. Klinikarzt **10** (1980) 559 – 565.

[19] Parkes, J. D., M. Schachter, C. D. Marsden et al.: Lisuride in parkinsonism. Ann. Neurol. **9** (1981) 48 – 52.

[20] Quinn, N. P., C. D. Marsden, J. D. Parkes: Complicated response fluctuations in Parkinson's disease: response to continuous intravenous infusion of levodopa. Lancet **II** (1982) 412.

[21] Quinn, N., C. D. Marsden, M. Schachter et al.: Intravenous lisuride in extrapyramidal disorders. In: D. B. Calne, R. Horowski, R. J. McDonald et al. (eds.): Lisuride and Other Dopamine Agonists, pp. 383 – 393. Raven Press, New York 1983.

[22] Riederer, P., G. P. Reynolds, W. Danielczyk et al.: Desensitization of striatal spiperone-binding sites by agonists in Parkinson's disease. In: D. B. Calne, R. Horowski, R. J. McDonald et al. (eds.): Lisuride and Other Dopamine Agonists, pp. 375 – 381. Raven Press, New York 1983.

[23] Rosin, A. J., D. Devereux, N. Eng et al.: Parkinsonism with on-off phenomena. Intravenous treatment with levodopa after major abdominal surgery. Arch. Neurol. **36** (1979) 32 – 34.

[24] Schneider, E., P.-A. Fischer, C. Csiki: Stellenwert der Anticholinergica in der Behandlung des Parkinson-Syndroms. In: H. Gänshirt (Hrsg.): Pathophysiologie, Klinik und Therapie des Parkinsonismus, S. 257 – 267. Editiones Roche, Basel 1983.

[25] Seemann, D., I. Suchy: Dopaminerge Agonisten in Theorie und Langzeiterfahrung. In: G. Schnaberth, E. Auff (Hrsg.): Das Parkinson-Syndrom, S. 235 – 239. Editiones Roche, Basel 1985.

[26] Shoulson, I., G. A. Glaubiger, T. M. Chase: On-Off response. Clinical and biochemical correlations during oral and intravenous levodopa administration in parkinsonian patients. Neurology **25** (1975) 1144 – 1148.

[27] Ulm, G., U. Gerdes, A. Demel et al.: Langzeitbehandlung des Morbus Parkinson: therapeutische Reserven. MMW **128** (1986) 25 – 26.

Indicaciones para la aplicación parenteral crónica de lisurida

H. Przuntek, I. Klewin, S. Bittkau

Introducción

La aplicación parenteral crónica de lisurida aporta indudables ventajas en el tratamiento de la enfermedad de Parkinson, cuando las posibilidades terapéuticas son pocas, ya sea porque las fluctuaciones de la motilidad permanecen, o por la persistencia de una psicosis latente. De ahí que se haya descrito su efecto en el síndrome neuroléptico maligno. La afirmación de que la aplicación crónica de lisurida es útil en las discinesias tardías persistentes, en las tortícolis y en la mioclonía posthipóxica, así como en las migrañas, se basa en algunas observaciones aisladas, en parte sobrevaloradas, pero que en conjunto necesitan ser verificadas en un grupo de pacientes más grande.

Para la administración parenteral de lisurida se plantean dos formas de aplicación: la aplicación intravenosa y la aplicación subcutánea.

La fluctuación, tanto de la motilidad como de la psicosis, está en relación con el nivel plasmático de los dopaminérgicos, o de la misma L-Dopa, nivel que, si es por administración oral, depende casi exclusivamente de su absorción intestinal y, por tanto, no puede cuantificarse con aproximación. Por ello, la aplicación subcutánea de la dosis correcta de un dopaminérgico significa un progreso considerable en el tratamiento de pacientes con margen terapéutico pequeño, así como en pacientes en los que la dosis nocturna tiene que seguir ejerciendo su acción durante el sueño, y en pacientes en los que la aplicación del dopaminérgico debe iniciarse a partir del sueño. Este tratamiento puede realizarse solamente con lisurida, ya que se trata de una substancia hidrosoluble. Lisurida es un derivado semisintético de la ergotamina, que se absorbe rápidamente en el intestino delgado, y que sufre un gran efecto de primer paso. De ello resulta una reducción de su biodisponibilidad al 10-22 % de la dosis administrada[5-10]. La eliminación de lisurida a través de la sangre es rápida, y dura entre 1,7 y 2,2 horas. Lisurida tiene una más alta afinidad por los receptores D2 que otros dopaminérgicos utilizados en clínica[9]. Actualmente el tratamiento todavía no es satisfactorio, pues solamente un efecto sinérgico combinado sobre los receptores D1 y D2 ofrece un resultado óptimo.

Si se prescinde de la apomorfina, no existe todavía en clínica un agonista de los receptores D1, exceptuando la dopamina (en terapéutica, L-Dopa). Para el tratamiento prolongado por vía parenteral de los pacientes de Parkinson, es mucho más apropiada la aplicación subcutánea, pues la movilidad de los pacientes está mucho menos limitada con la bomba microdosificadora que con la aplicación intravenosa crónica. Nosotros hemos tratado hasta ahora 32 pacientes con la bomba microdosificadora de lisurida, de Disetronic. En este trabajo exponemos una valoración sobre 16 pacientes que hemos tratado en Bochum entre noviembre de 1986 y enero de 1988. Se trató a pacientes en los que persistía una grave fluctuación motora, a pesar del tratamiento combinado y prolongado, aparentemente suficiente, con L-Dopa y un agonista de la dopamina. Se trata de 11 varones y 5 mujeres con un promedio de edad de 66,3 ± 5 años, y una edad media de aparición de la enfermedad a los 57,4 ± 7,4 años. La duración de la enfermedad de Parkinson en estos pacientes fue, pues, de 8,8 ± 5 años. Tras una exploración clínica los pacientes fueron clasificados según la escala de Parkinson unificada, la escala Schwab y England y la escala de Hoehn y Yahr. Después se controló la capacidad motora según el método de Shoppe, mientras fue posible. Con esos datos los pacientes llenaron un formulario autoanalizador, que cada día renovaba el perfil de la motilidad.

Aquí se compararon fases de buena motilidad con otras de mala movilidad y con efectos secundarios.

La dosis de lisurida fue programada con la bomba microdosificadora MRS 2, y se aplicó por vía subcutánea según necesidades individuales. La aguja se substituyó cada 48 horas. La dosis de lisurida varió entre 0,25 y 2,0 mg por día. Los parámetros registrados durante el tratamiento fueron temblor, acinesia, rigidez y el habla. Estos parámetros fueron registrados dos veces al día durante el tratamiento, hasta que se alcanzó una dosificación óptima de lisurida.

Once pacientes desarrollaron un patrón de acinesia-rigidez, cuatro un tipo equivalente y en un paciente predominó el temblor.

Resultados

El efecto sobre los parámetros controlados, temblor, rigidez, acinesia y habla, medidos con la escala de Parkinson unificada[0-4] antes del tratamiento y al alcanzar el punto terapéutico óptimo, se reproduce en las figuras 1-4. El valor medio para el temblor se redujo de 1,4 ± 1,4 a 1,3 ± 1,1. La diferencia no era estadísticamente significativa. El valor medio para la rigidez se redujo de 3,0 ± 1 a 2,2 ± 0,8 ($p < 0,01$). La acinesia mejoró de 3,3 ± 0,9 a 2,2 ± 1,1 ($p < 0,01$). Así mismo el habla mejoró significativamente bajo el tratamiento de 3,1 ± 1,1 a 2,4 ± 1,1 ($p < 0,01$). Las fases *off* disminuyeron significativamente en un 30 %, y la gravedad de la reducción de la motilidad durante la fase *off* también pudo aliviarse. La administración de L-Dopa tuvo que disminuirse en un promedio del 30-40 %.

Dos pacientes fallecieron durante el tratamiento por enfermedades intercurrentes (infarto de miocardio e infección pulmonar). En otros 2 pacientes la aplicación subcutánea de lisurida tuvo que finalizarse antes del tiempo previsto, pues durante el tratamiento aparecieron psicosis que no pudieron ser controladas.

En otros 2 pacientes se pudo substituir la administración subcutánea de lisurida por la aplicación oral, tras 1 y 5 meses, respectivamente.

Los efectos secundarios consistieron sobre todo en síntomas gastrointestinales: en 5 pacientes, ligera sensación de náuseas, y en 2 pacientes, un subíleo y un íleo paralítico respectivamente. En un paciente un carcinoma de sigma fue la causa del íleo. En 6 pacientes se produjeron reacciones psicóticas con alucinaciones visuales y acústicas, y frecuentemente se registraron sueños previos a la aparición de las psicosis. Finalmente, cuatro pacientes mostraron disregulación ortostática. Sólo en 5 pacientes no aparecieron efectos secundarios durante el tratamiento. A excepción de las reacciones psicóticas, ningún efecto secundario fue tan fuerte que no pudiera tratarse sintomáticamente.

Junto con los pacientes parkinsonianos tratamos 5 pacientes afectados de síndrome neuroléptico maligno; eran 2 varones y 3 mujeres. En todos los pacientes se practicó un tratamiento neuroléptico con una duración desde pocos días hasta semanas. Todos los pacientes se hallaban previamente afectados de una encefalopatía.

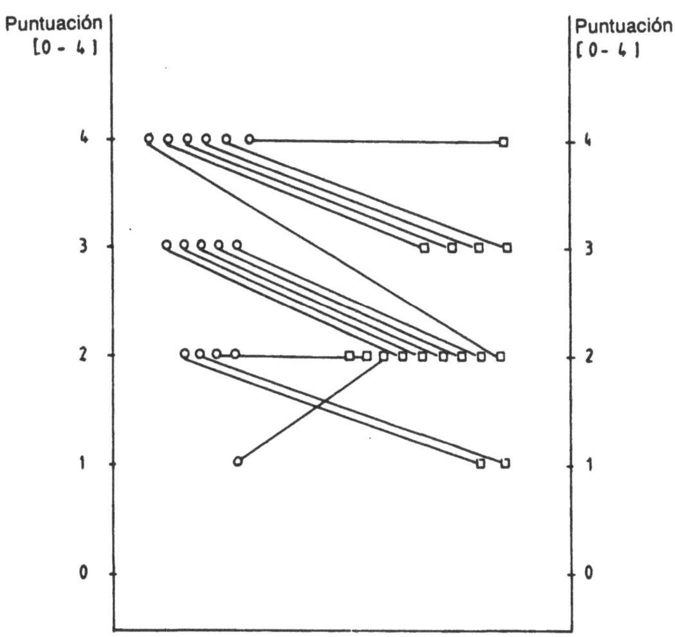

Fig. 1 ○ = Gravedad de la rigidez antes del tratamiento con lisurida medida en 16 pacientes parkinsonianos antes del tratamiento parenteral con lisurida.
□ = Gravedad de la rigidez tras la instauración óptima de lisurida medida según la clasificación de Parkinson unificada (UPS).

La dosis terapéutica fue variable, de hasta 0,25 mg/h.

En los 5 pacientes se observó una mejoría del síndrome neuroléptico maligno. Un paciente falleció a los 7 días del comienzo del tratamiento con lisurida, fuera del control médico intensivo, de una embolia pulmonar.

Una paciente con un estado migrañoso, que no obedecía a ninguno de los preparados antimigrañosos orales existentes, fue tratada mediante la administración parenteral de lisurida. Fue necesaria una dosis de 0,5 mg/día. Bajo este tratamiento se pudo limitar la aparición de las crisis migrañosas y reducir notablemente la gravedad de las mismas. En esta paciente se empezó el aumento de la dosis de lisurida por la noche, entre las 12 y las 2 horas. El resultado de esta terapia se controla desde hace más de 12 meses. En caso de déficit de débito de la bomba se produce nuevamente la reaparición de las crisis migrañosas. De ahí que un paciente con una mioclonía posthipóxica fuera tratado con lisurida. También en este paciente se produjo una regresión de las mioclonías, a bajas dosis. Por lo demás, tratamos a una paciente con un grave síndrome discinético, inducido por neurolépticos, desde hace 2 años con la bomba de lisurida, después de haber consultado todos los centros relevantes sobre trastornos extrapiramidales, y de haber probado las diversas recomendaciones. La paciente, que al principio no podía andar sola, actualmente está

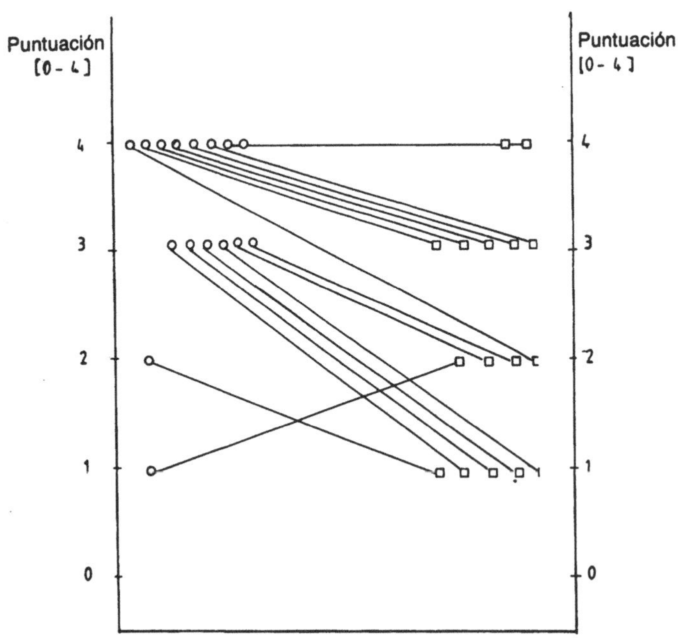

Fig. 2 ○ = Gravedad de la acinesia antes del tratamiento con lisurida medida en 16 pacientes parkinsonianos antes del tratamiento parenteral con lisurida.
□ = Gravedad de la acinesia tras la instauración óptima de lisurida medida según UPS.

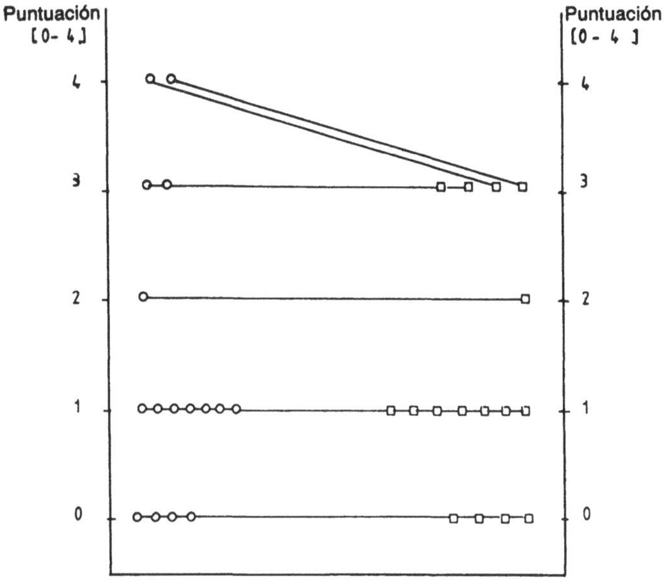

Fig. 3 ○ =Gravedad del temblor antes del tratamiento con lisurida medida en 16 pacientes parkinsonianos antes del tratamiento parenteral con lisurida.
□ =Gravedad del temblor tras la instauración óptima de lisurida medida según UPS.

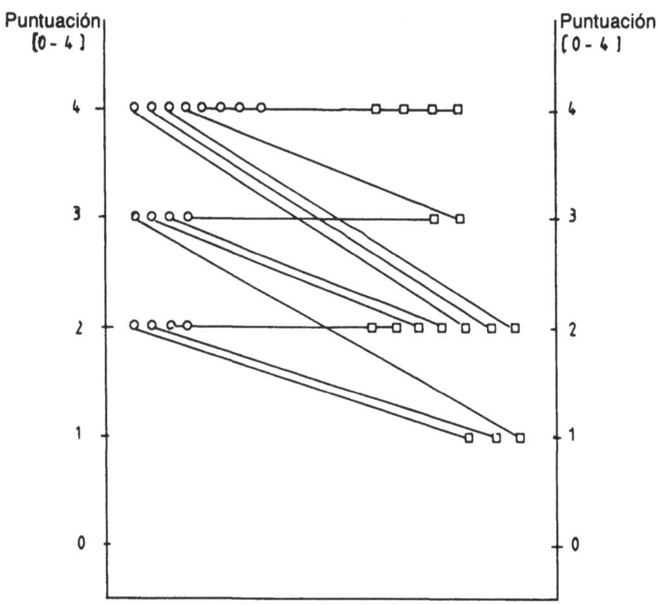

Fig. 4 ○ =Gravedad del trastorno de habla antes del tratamiento con lisurida medida en 16 pacientes parkinsonianos antes del tratamiento parenteral con lisurida.
□ =Gravedad del trastorno del habla tras la instauración óptima de lisurida medida según UPS.

en situación de andar sin ayuda por su casa, si bien las discinesias son todavía patentes, y de comer por sí sola. Así mismo, ha mejorado notablemente una grave depresión, que se le había desarrollado a lo largo de 10 años. Actualmente la dosis diaria está por debajo de 1,0 mg/día. Se trataron también 3 pacientes con tortícolis espasmódico, de los cuales uno mejoró mucho, aunque el mecanismo de esta acción no se conoce con claridad. En 2 pacientes con tortícolis espasmódico, que nosotros tratamos en Bochum con lisurida, se produjo un nuevo empeoramiento a pesar del tratamiento con este fármaco. Al intentar abandonar la administración de lisurida en un paciente, la sintomatología empeoró hasta hacerse insoportable. Todavía, hemos emprendido un intento de tratamiento en una paciente con síndrome de Breughel, sin que se observara ningún éxito.

Discusión

Basándonos en nuestros datos, podemos suponer que la aplicación subcutánea de lisurida durante largo tiempo a pacientes con enfermedad de Parkinson que presentan una fluctuación de la motilidad y una fluctuación de las psicosis, produce una mejoría significativa de la sintomatología, mediante la dosificación adecuada, según las necesidades. Nos parece importante reducir la cantidad de L-Dopa al comienzo del tratamiento. En la enfermedad de Parkinson no parece posible una monoterapia con lisurida. Esto contradice también las más recientes consideraciones teóricas sobre la estimulación de los receptores D1 y D2, según las cuales el receptor D1 debe ser estimulado para que el receptor D2 pueda ser activado suficientemente. En caso de desconexión completa del receptor D1, no es posible una estimulación suficiente de los receptores D2 1, 2, 4, 13, 14.

En el síndrome neuroléptico maligno es posible una monoterapia con lisurida, probablemente porque los neurolépticos tienen especial afinidad por los receptores D2. Los resultados terapéuticos en las discinesias tardías, en tortícolis espasmódica y en las mioclonías, debe valorarse en relación a su espectro de acción farmacológico, así como el efecto muy marcado en una paciente con un estado migrañoso.

Especial atención merece la observación de que en la administración de lisurida durante largo tiempo, la dosis cuyo margen terapéutico considerábamos entre 1,5 y 2,0 mg, podría ser disminuida. Por eso, actualmente empezamos con una administración subcutánea de lisurida a dosis muy bajas, y podemos observar que en la mayoría de los pacientes son suficientes dosis terapéuticas de 0,25-1,5 mg. Nos parece importante manifestar que el aumento de la dosis de lisurida en 0,05-0,1 mg puede ser suficiente para producir en los pacientes un estado psicótico. Así mismo, puede observarse que, cuando la correlación entre lisurida y L-Dopa no es óptima, aparecen psicosis si se produce una sobredosis relativa de lisurida.

De cara al futuro hay que tener en cuenta que si bajo el tratamiento combinado de lisurida y L-Dopa se puede producir una reducción de dosis de las substancias estimuladoras de los receptores de la dopamina, tal vez en casos de Parkinson juvenil sobre todo podría estar indicada una aplicación parenteral continuada de lisurida en combinación con un preparado retardado de L-Dopa.

Resumen

1. La aplicación parenteral subcutánea prolongada de lisurida es adecuada para los pacientes con un margen terapéutico pequeño. Éstos son sobre todo pacientes parkinsonianos con fluctuaciones motoras y psicóticas.

2. Bajo la terapia con lisurida debe disminuirse la dosis de L-Dopa. Según nuestros datos clínicos, parece adecuada una reducción de la dosis de L-Dopa del 30-40 %, y su substitución simultánea por lisurida.

3. Una administración de lisurida según las necesidades nos parece conveniente mediante una bomba microdosificadora, ya que la aplicación durante la noche debe ser menor que durante el día. La posibilidad de reducir las dosis de lisurida a lo largo de los meses, debería ajustarse a las nuevas aportaciones farmacológicas en relación al tiempo de acción de esta substancia. Actualmente se discute si esto depende de una sensibilización de los receptores de la dopamina o de una normalización en el campo de la estructura de los receptores.

4. El tratamiento del síndrome neuroléptico maligno con lisurida es otro régimen terapéutico a considerar. La dosificación individual tiene que ajustarse según las necesidades y exige controles continuos por un médico experto en enfermedades extrapiramidales. Los resultados terapéuticos en cuanto a discinesias tardías, estados migrañosos, tortícolis espasmódica y mioclonus posthipoxémico tienen que ser evaluados en series más grandes de pacientes.

Bibliografía

[1] Calabresi, P., N. Mercuri, P. Stanzione et al.: Intracellular studies on the dopamine-induced firing inhibition of neostriatal neurones in vitro: Evidence for D-1 receptor involvement. Neurosci. **20** (1987) 757–771.

[2] Calne, D. B.: Ergot Derivatives and Extrapyramidal Disease. In: D. B. Calne et al. (eds.): Lisuride and Other Dopamine Agonists, pp. 141–152. Raven Press, New York 1983.

[3] Cortes, R., M. Camps, B. Gueye et al.: Dopamine receptors in human brain: Autoradiographic distribution of D-1 and D-2 sites in Parkinson syndrome of different etiology. Brain Research (1988) (Submitted.)

[4] Coward, D., R. Markstein: Dopamine receptor subtypes: Their involvement in motor modulation. Neurobiology of Dopamine. Congress Proceedings, University Press, Leeds 1988. (In press.)

[5] Donald, R. J., R. Horowski: Lisuride in the Treatment of Parkinsonism. Eur. Neurol. **22** (1983) 240–255.
[6] Dorow, R., M. Breitkopf, K.-J. Gräf et al.: Neuroendocrine Effects of Lisuride and Its 9,10-Dihydrogenated Analog in Healthy Volunteers. In: D. B. Calne et al. (eds.): Lisuride and Other Dopamine Agonists, pp. 161–174. Raven Press, New York 1983.
[7] Horowski, R., H. Wachtel: Direct dopaminergic action of lisuride hydrogen maleate, an ergot derivate, in mice. Eur. J. Pharmacol. **36** (1976) 373–383.
[8] Horowski, R.: Dopaminagonisten bei M. Parkinson – Neue Entwicklungen und Probleme. Akt. Neurol. **11** (1984) 167–172.
[9] Hümpel, M., B. Nieuweboer, H. Wendt et al.: Radioimmunoassay of plasma lisuride in man following intravenous and oral administration of lisuride hydrogen maleate: effects on plasma prolactin level. Eur. J. Clin. Pharmacol. **20** (1981) 47–51.
[10] Kampfhammer, H.-P., E. Rüther: Dopaminagonisten in der Therapie des Parkinsonsyndroms. Nervenarzt **56** (1985) 69–81.
[11] Liebermann, A. N., M. Goldstein, G. Gopinathan et al.: Further Studies with Lisuride in Parkinson's Disease. Eur. Neurol. **22** (1983) 119–123.
[12] Quinn, N., C. D. Marsden, M. Schachter et al.: Intravenous Lisuride in Extrapyramidal Disorders. In: D. B. Calne et al. (eds.): Lisuride and Other Dopamine Agonists, pp. 383–393. Raven Press, New York 1983.
[13] Riederer, P., G. P. Reanolds, W. Danielczyk et al.: Desensitization of Striatal Spiperone-Binding Sites by Dopaminergic Agonists in Parkinson's Disease. In: D. B. Calne et al. (eds.): Lisuride and Other Dopamine Agonists, pp. 375–381. Raven Press, New York 1983.
[14] Trugman, J. M., G. F. Wooten: The effect of L-DOPA on regional cerebral glucose utilisation in rats with unilateral lesions of the substantia nigra. Brain Res. **379** (1986) 264–274.

Resumen de la discusión

N.N.: En las complicaciones psiquiátricas graves, ¿fue suficiente por regla general la interrupción del tratamiento parenteral o fue necesario un tratamiento con neurolépticos? ¿Qué método ha dado los mejores resultados?

Przuntek: En la aplicación subcutánea, sobre todo, fue necesario disminuir la dosis, con lo que a menudo se redujeron los estados psicóticos. Antes habíamos utilizado el Haldol®, clonacepam y la clozapina; actualmente utilizamos preferentemente el Atosil®, y creemos que con él hemos obtenido los mejores resultados. En los estados psicóticos muy graves seguramente está indicado también el haloperidol.

Baas: Los estados psicóticos graves fueron reversibles tras interrumpir la administración de lisurida. La administración de clozapín, así como también la de antagonistas de la dopamina, mejora a parte de los pacientes, pero con ello no se soluciona del todo el problema.

Suchy: En la mayoría de los pacientes que yo controlo fue suficiente reducir o retirar lisurida, para que los efectos secundarios de tipo psicótico desaparecieran en el transcurso de pocos días, sin que fueran necesarias medidas farmacológicas complementarias. De todas formas hay que pensar que también otros medicamentos, además de lisurida, pueden estar implicados en la aparición de las psicosis, como, sobre todo, los anticolinérgicos y las benzodiacepinas. En principio, todos los medicamentos antiparkinsonianos pueden participar en su etiología, lo que significa que si se aplica politerapia son necesarias medidas más complejas en caso de aparición de una psicosis, por ejemplo, suprimir los anticolinérgicos, evitar la sedación, etc.

Przuntek: Me parece importante hacer una observación referente a una de nuestras pacientes, una mujer que tomaba dosis muy altas de Dopa, a menudo muy superiores a 1.000 mg, cuando llegó a nuestra consulta. Esta paciente recibía por un lado las dosis pautadas en el hospital, pero además en las fases *on* iba a su casa a buscar «refuerzos». Tras el tratamiento con lisurida, esta paciente reaccionaba con psicosis a la administración de L-Dopa a dosis muy bajas, por debajo de 300 mg. Sólo aproximadamente 9 meses después de haber retirado la bomba de lisurida, toleró de nuevo dosis más elevadas de L-Dopa.

Weisner: El tratamiento con lisurida en acinesias graves y crónicas y en acinesias en el contexto del síndrome de la L-Dopa a largo plazo significaría la administración permanente de este fármaco, lo cual no es posible por vía intravenosa. ¿Existen experiencias con el cambio a medicación oral? y ¿cómo fue su evolución?

Baas: La administración oral de lisurida está indicada principalmente en los grupos de estados acinéticos graves. Si en los estados acinéticos más leves, relativos a las fluctuaciones, se debe introducir paulatinamente la dosis, es un tema que quisiera dejar abierto al debate. En principio pueden constatarse ciertos efectos en pacientes con estados acinéticos graves, en los que se cambió lisurida a vía oral. A veces aparecen acinesias agudas graves como enfermedades intercurrentes, en infecciones agudas o en el perioperatorio, y con la mejoría de estas enfermedades se produce una mejoría del estado general. Por eso, una aplicación parenteral es conveniente sólo de manera esporádica, y es difícil diferenciar hasta qué punto la mejoría clínica no puede atribuirse a tratamientos que los internistas realizan simultáneamente.

Fünfgeld: ¿Ha observado usted alguna correlación entre la tolerancia y cambios en el EEG? Nosotros hemos constatado en nuestros pacientes cambios muy notables del EEG, sobre todo en el EEG computadorizado.

Baas: No hemos explorado este aspecto sistemáticamente.

Przuntek: Nosotros tampoco.

Rinne: Me parece muy importante dividir y clasificar en diferentes grupos a los pacientes englobados bajo el confuso concepto de «crisis acinética». Estos síntomas aparecen en el curso del síndrome de Parkinson durante los denominados períodos *off* y como episodios de congelación, bien durante los períodos *off*, o al azar. ¿Incluye el concepto estos fenómenos, esta aparición al azar de episodios de congelación?

Baas: No, sólo se refiere a crisis acinéticas durante enfermedades intercurrentes; me refiero a la crisis aguda o con un empeoramiento agudo de varios días durante una infección, operación u otra enfermedad.

Rinne: Me parece muy importante utilizar esta clasificación en los trabajos para evitar esta confusión.

Vogel: Quiero rogarle al doctor Przuntek que haga un breve comentario sobre el diagnóstico diferencial entre el síndrome hipertérmico maligno y la catatonía febril.

Przuntek: El diagnóstico diferencial, por supuesto, no es fácil, pero en el síndrome neuroléptico maligno se observa en realidad un síndrome de rigidez-acinesia más que en la catatonía febril. Además se añaden cambios del perfil hematológico, así como aumentos de la CPK, que son más típicos del síndrome neuroléptico maligno que de la catatonía febril, en la que por supuesto también pueden aparecer. La mayoría de las veces nos guiamos por el cuadro clínico. Además se añade el hecho de que los pacientes con síndrome neuroléptico maligno tienen con frecuencia antecedentes de una lesión cerebral, y más raramente, de esquizofrenia típica.

Fischer: Usted ha hablado sobre el tratamiento con lisurida en estados psicóticos intermitentes. Las psicosis deberían ser en realidad un motivo para reducir la dosis de lisurida. ¿Qué pacientes con psicosis intermitentes mejorarán con lisurida?

Przuntek: La mejoría no se debió a lisurida, sino a la aplicación regular por vía subcutánea, en comparación con la administración oral. Con ello podemos evitar en los pacientes valores máximos, que es lo que aparece tras una dosis única. Hemos tratado por vía oral a pacientes con alucinaciones que ven, por ejemplo, racimos de hormigas rojas, y cuentan cómo éstas desaparecen tras el debilitamiento del efecto dopaminérgico. La administración regular de un dopaminérgico tiene, pues, ventajas sobre su administración puntual.

Fischer: ¿Ha atribuido usted las psicosis de aparición intermitente a la medicación antiparkinsoniana, y no a las enfermedades intercurrentes?

Przuntek: Sí.

Schneider: A pesar de reducir la dosis en tratamientos de larga duración con perfusión subcutánea, usted consigue una mejoría en la eficacia clínica, a pesar de disminuir la dosis. ¿Es esto específico de los agonistas de la dopamina, o puede deberse a su administración continua? Resultados similares se han comunicado sobre la perfusión de L-Dopa durante varias semanas.

Przuntek: Esto debe atribuirse más bien a la aplicación de esta substancia tanto sobre los receptores de la dopamina como sobre las neuronas dopaminérgicas. Nosotros hemos observado aún mayor mejoría, y tenemos evidencia de ello con la aplicación subcutánea de lisurida.

Flügel: Según Baas, de 33 pacientes con acinesia aguda del grupo A, nueve recibieron amantadina. ¿Han salido más beneficiados los pacientes tratados con amantadina en este estudio?

Baas: Este tratamiento no se llevó a cabo simultáneamente, por lo que una comparación directa de los datos sólo es posible con los valores iniciales. Los pacientes fueron explorados antes de la administración de lisurida, pues la toma de amantadina frecuentemente había sido previa. De ahí que los resultados obtenidos con la amantadina intravenosa se tomaran como valores iniciales. A excepción de 2 pacientes, en los 9 pacientes no se continuó con la administración intravenosa de amantadina.

Frieling: Nosotros no encontramos ninguna diferencia sistemática en la respuesta terapéutica entre los grupos de pacientes que recibieron amantadina intravenosa y los que no la recibieron.

Hankowitz (Insiste de nuevo en el diagnóstico diferencial del síndrome neuroléptico maligno): En caso de duda he aplicado un tratamiento de electroshock, por lo que posiblemente también lo he practicado en algún síndrome neuroléptico maligno, y he observado que después los pacientes han quedado apiréticos. ¿Tiene usted experiencias sobre esto?

Przuntek: No. Nosotros hemos tratado algunos pacientes psiquiátricos con lisurida.

Rinne: ¿Cuándo se establece la indicación de cambiar la administración oral de lisurida por la aplicación subcutánea?

Przuntek: En pacientes en los que el tratamiento oral es difícilmente regulable, y en los que aparecen graves fluctuaciones del movimiento y pérdida de eficacia de la L-Dopa.

Rinne: Entonces, ¿prueba usted primero un tratamiento oral?

Przuntek: Sí, siempre; y sólo cuando este tratamiento es ineficaz utilizamos la bomba. Mediante tratamiento oral se alcanzan valores plasmáticos menores que con aplicación subcutánea, pero a pesar de eso, los efectos secundarios no son necesariamente más numerosos.

Suchy: Algunos efectos secundarios, especialmente náuseas, aparecen más raramente en aplicación subcutánea que en inyección intravenosa, lo cual depende de la velocidad de la perfusión. La inyección intravenosa se efectúa la mayoría de las veces como bolus, mientras que en la perfusión subcutánea continua la dosis se aumenta paulatinamente. En conjunto es difícil valorar la frecuencia de efectos secundarios, sobre todo de tipo psiquiátrico, del tratamiento oral, en comparación con los de la perfusión intravenosa continua o subcutánea. Sobre esto existen todavía muy pocos datos.

Lowitzsch: ¿No es posible mediante tratamiento intermitente por vía parenteral pasar a unas condiciones farmacológicas que disminuyan el riesgo de un síndrome neuroléptico?

Przuntek: Según los estudios del grupo de Fischer y nuestras propias investigaciones, el efecto de las pausas farmacológicas es corto. En lo que atañe a la dosis del fármaco y a sus efectos, no hemos observado ninguna ventaja sobre la duración del tratamiento, tras medio año, ni después de un año de pausa farmacológica. En pacientes con Parkinson muy avanzado el riesgo de una pausa farmacológica es muy alto, aunque dispongamos de unidad de cuidados intensivos. Tampoco debemos olvidar el peligro de provocar un síndrome de abstinencia de Dopa; sobre esto ya ha informado Jerusalem, de Frankfurt. Creo que la utilidad de las pausas farmacológicas es muy cuestionable, y opino que lisurida es un buen substituto para aquellos pacientes en los que de todas formas se llevara a cabo una pausa farmacológica.

Fischer: Una indicación importante de pausa farmacológica son las psicosis graves. Sin embargo, aún no vislumbro la posibilidad de substituir una pausa farmacológica por lisurida.

Metzel: ¿Existe experiencia con lisurida en el tratamiento de enfermedades multisistémicas, por ejemplo, en acinéticos con una lesión de la vía piramidal, o en pacientes de Alzheimer, que junto a las lesiones piramidales presentan un síndrome acinético? En este caso, el tratamiento de la acinesia con los medios habituales es problemático, o bien imposible. ¿Existe alguna experiencia sobre todo con la administración parenteral de lisurida?

Suchy: No conozco ningún caso en el que pacientes de Alzheimer hayan seguido tratamiento con lisurida, ya sea por vía oral o parenteral. Algunos pacientes con enfermedades multisistémicas en los que el síndrome de Parkinson figuraba en primer plano han sido tratados individualmente por vía parenteral. La administración de dosis bajas llevó a una mejoría de los síntomas motores extrapiramidales; pero debemos pensar, sin embargo, que precisamente unas dosis bajas pueden conducir, en pacientes con una disregulación ortostática, como el síndrome de Shy-Drager, a un empeoramiento de los síntomas. Este resultado puede extenderse a todas las enfermedades multisistémicas: por un lado se produce una mejoría del cuadro extrapiramidal, y por otro lado existen efectos sobre otros sistemas que no podemos prever.

Baas: Considerando que pueden aparecer psicosis exógenas quiero hacer una advertencia sobre esta indicación. Sobre todo en pacientes con Alzheimer, las psicosis pueden aparecer con frecuencia y de forma brusca.

Przuntek: En dos de nuestros pacientes con degeneración cerebelosa y síndrome de Parkinson, los síntomas de Parkinson mejoraron de forma sorprendente con tratamiento subcutáneo. Sin embargo, los síntomas cerebelosos se manifestaron más claramente.

Horowski: Las crisis acinéticas también se podrían tratar conforme a la farmacocinética, con administración subcutánea o intramuscular. Nosotros nos hemos concentrado ahora en la administración intravenosa, para controlar mejor los parámetros. Pero deben intentarse métodos más sencillos. En cuanto a la utilización más amplia del tratamiento parenteral, los antecedentes de psicosis son, por supuesto, un criterio de exclusión. Ciertas modificaciones en las expectativas terapéuticas pueden explicarse por desarrollo de tolerancia y por una sensibilidad creciente con aparición de discinesias o psicosis; debería aclararse, pues, si nos encontramos frente a un tratamiento con valores plasmáticos alternativamente altos y bajos, o frente a un tratamiento con valores plasmáticos constantes. Además de la posibilidad de que aparezcan cambios en los receptores Dl y D2, creo que es posible que otros sistemas cerebrales con efectos sinérgicos, o antagónicos, puedan modificar su sensibilidad y que esto produzca cambios funcionales masivos. Actualmente no encontramos ninguna relación entre estas modificaciones y la bioquímica de los receptores.

Fischer: Sus preguntas han demostrado que en este simposio se han tratado muchos problemas de interés. Antes, como ahora, sigue sin estar claro cuál es el tratamiento combinado más óptimo para el mejor control de nuestros pacientes parkinsonianos. Creo que en el día de hoy se les ha dado mucha información sobre las posibilidades terapéuticas de lisurida en la enfermedad de Parkinson. Y para finalizar, les agradezco una vez más su activa participación.

Bei Fragen zur Produktsicherheit wenden Sie sich bitte an:
If you have any questions regarding product safety,
please contact:

Walter de Gruyter GmbH
Genthiner Straße 13
10785 Berlin
productsafety@degruyterbrill.com